R.-A. Reiss

Le Portrait parlé

...chter, libraire

20, rue des Grands-Augustins

PARIS

Th. Sack, libraire-éditeur

LAUSANNE

Tf³
257

257

MANUEL

DU

PORTRAIT PARLÉ

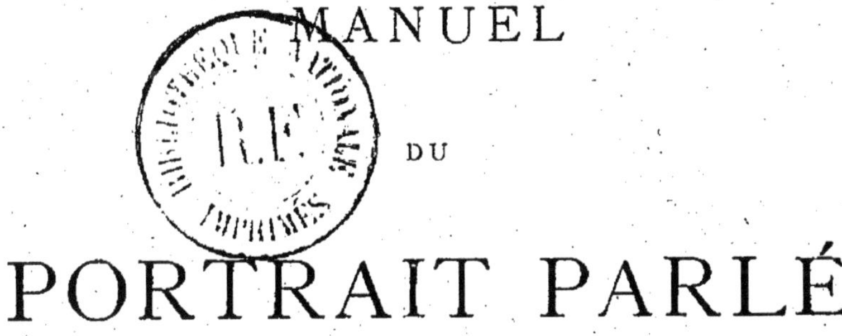

LAUSANNE — IMPRIMERIE CH. VIRET-GENTON

MANUEL

DU

PORTRAIT PARLÉ

(Méthode Alphonse Bertillon)

A L'USAGE DE LA POLICE

AVEC VOCABULAIRE

FRANÇAIS, ALLEMAND, ITALIEN ET ANGLAIS

PAR

R. A. REISS

Docteur ès-sciences,
Chef des travaux photographiques de l'Université de Lausanne,
Breveté du Cours de signalement descriptif
de la Préfecture de Paris.

OUVRAGE RECOMMANDÉ PAR LE DÉPARTEMENT DE JUSTICE ET POLICE
DU CANTON DE VAUD

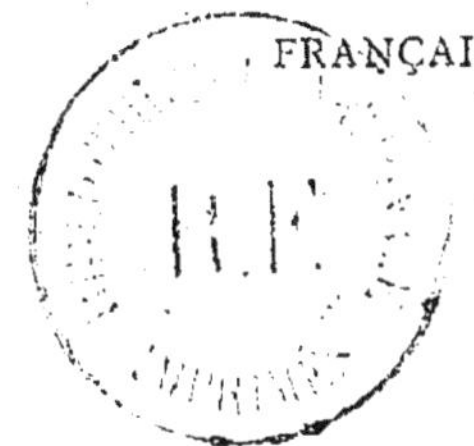

LAUSANNE	PARIS
TH. SACK, LIBRAIRE-ÉDITEUR	A. SCHLACHTER, LIBRAIRE
3, rue Centrale	*20, rue des Grands Augustins*

1905

PRÉFACE

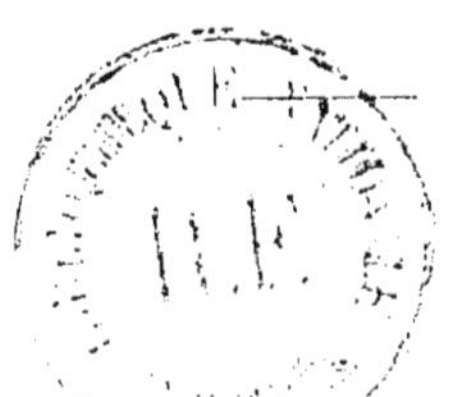

Dans la pratique policière actuelle un des éléments les plus importants pour la recherche des délinquants est incontestablement un signalement suffisamment concis et explicite en même temps pour permettre l'identification sûre d'individus inconnus poursuivis. Jusqu'à maintenant les méthodes employées étaient absolument insuffisantes pour arriver à des résultats positifs. Preuve en soient les signalements donnés encore récemment sur des documents officiels tels que passe-ports, permis de chasse, etc.

Grâce à M. Alphonse Bertillon, Chef du service de l'identité judiciaire de la Préfecture de police de Paris, nous sommes aujourd'hui en possession d'une méthode de description signalétique précise et complète. Cette méthode a été exposée la première fois par son auteur dans son ouvrage Instructions signalétiques. Depuis, elle a été professée avec grand succès d'une manière continue par M. Bertillon ainsi que par son assistant M. Ph. David, au Service de l'identité judiciaire de la police de Paris. Ayant suivi personnellement et avec grand profit ce cours, nous n'avons eu qu'un regret, c'est qu'il s'adressait à un nombre relativement restreint de policiers. Nous voulons dire par là que la connaissance du portrait parlé, c'est-à-dire du signalement descriptif de la figure humaine, n'est pas seulement nécessaire aux policiers français, mais à tout policier moderne de tout pays.

Ayant été chargé par l'autorité supérieure de notre canton de l'enseignement du portrait parlé, nous avons vivement regretté l'absence d'un manuel pratique du signalement descriptif à l'usage des policiers. Les indications données par M. Bertillon dans ses Instructions signalétiques ont été pour nous de la plus haute valeur, mais elles nous paraissent d'un caractère un peu trop scientifique pour l'agent policier. En outre, elles sont renfermées dans un ouvrage qui, par son contenu et son prix, n'est pas à la portée de tout le monde. La création d'un manuel pratique sans termes trop scientifiques s'imposait. Avec l'autorisation de l'inventeur de la méthode nous avons essayé de combler cette lacune.

Le présent manuel est destiné à accompagner l'agent dans toutes ses courses, c'est la raison pour laquelle nous avons adopté un format commode, pouvant être toujours en poche. Il contient, outre la description complète et théorique de la méthode, des instructions pour son usage dans la pratique. Les dessins accompagnant le texte ont été faits par nous-même d'une manière schématique, mais nous croyons qu'ils suffiront à faire comprendre ce que nous voulions démontrer.

En outre, nous avons joint un chapitre consacré à l'album de recherches ou D. K. V., album qui, nous n'en doutons pas, sera prochainement adopté par les directions de police de tous les pays.

Nous avons également annexé un vocabulaire contenant les termes techniques en français, allemand, italien et anglais. Nous croyons que ce vocabulaire est appelé à rendre de nombreux services aux intéressés.

En terminant, nous avons un devoir à remplir, c'est de remercier bien vivement d'abord notre maître et ami, M. Alphonse Bertillon qui n'a jamais cessé de nous témoigner la bienveillance et l'intérêt qu'il portait à notre travail en nous fournissant des documents de la plus haute importance, ensuite M. le professeur D' Galli-Valerio et M. G. H. Johnson, qui ont bien voulu nous aider dans l'élaboration du vocabulaire.

Lausanne, novembre 1904.

R. A. REISS

L'ANALYSE DESCRIPTIVE

DE LA

FIGURE HUMAINE

(Le portrait parlé.)

Le portrait parlé est la description exacte des éléments de la figure humaine à l'aide d'un vocabulaire spécial. L'élaboration d'un vocabulaire special a été nécessaire puisque notre langage ordinaire ne dispose, la plupart du temps, que des mots désignant des cas extrêmes, bien tranchés. Les cas intermédiaires sont généralement désignés par les qualificatifs : commun, moyen, ordinaire, expressions qui ne nous donnent qu'une idée vague de la conformité d'un élément de la figure humaine, le nez par exemple. Ces indications, non utilisables pour l'identification d'un individu, nous les rencontrons encore journellement sur des passeports, permis de chasse, voire même sur des signalements policiers. Grâce à M. A. Bertillon, nous possédons aujourd'hui un vocabulaire spécial nous servant à la description de la figure humaine.

Mais ce vocabulaire n'est pas seulement utile pour l'élaboration du signalement exact d'un individu, il est nécessaire aussi pour la reconnaissance d'un être inconnu. En effet, on nous donne une photographie d'un individu inconnu, se trouvant en liberté, en nous chargeant de le chercher et, après l'avoir trouvé, de l'arrêter. Dans la rue ou dans une salle, il nous est impossible de comparer les figures de tous les individus s'y trouvant avec l'image photographique que nous possédons. Nous devons alors étudier, avant nos recherches, cette *photographie*, pour ainsi dire l'apprendre par cœur, et ensuite, mentalement, confronter cette image gravée dans notre cerveau avec les figures des assistants. Or, il n'est pas possible de graver dans son cerveau une image si l'on ne peut pas en donner une description verbale. M. Bertillon dit à ce sujet dans un de ses ouvrages : « Aussi longtemps que telle particularité d'anatomie externe, dont la présence suffirait à elle seule pour faire reconnaître un individu entre mille, n'aura pas reçu un nom qui permette d'en emmagasiner dans la mémoire la forme et la valeur signalétique, elle restera non perçue et sera comme si elle n'existait pas. On l'a dit, il y a longtemps : nous ne pensons que ce que nous pouvons exprimer par la parole. Il en est de même de la vue : nous ne pouvons revoir en pensée que ce que nous pouvons décrire». A l'aide du vocabulaire spécial, l'agent chargé de rechercher et d'arrêter un criminel peut, après avoir étudié la photographie, réciter et décrire de mémoire la figure du recherché. Il n'a pas même besoin d'une photographie, il lui suffit d'être en possession d'une fiche (dite « fiche du portrait parlé ») portant en abréviations la description, suivant le vocabulaire spécial, de la figure de l'individu qu'il doit arrêter.

Cette description fera le sujet du présent chapitre.

D'abord quelques généralités sur le vocabulaire. Les termes composant ce vocabulaire peuvent être divisés en trois catégories : 1° les termes exprimant une dimension (exemple : nez à hauteur *grande*); 2° les termes décrivant une forme ou une inclinaison (exemple : dos du nez : *cave*); 3° les termes donnant un renseignement chromatique (exemple : cheveux de nuance blond-roux, châtain, etc.). La nomenclature de la première catégorie est fort simple. Elle se borne aux expressions : **petit** — **moyen** — **grand**. En effet, toutes les dimensions peuvent être exprimées par ces trois qualificatifs. Prenons la taille d'un homme : elle peut être petite, moyenne ou grande ; ou encore la hauteur du front d'un individu : elle sera de nouveau petite, moyenne ou grande. Nous possédons ainsi une échelle avec laquelle nous pouvons classer tous les éléments de dimension du corps et spécialement de la figure humaine. Nous venons de dire que nous sommes à même d'exprimer la taille des hommes par les mots : petit — moyen — grand. Désignons, par exemple, la taille d'un homme de 1,55 m. par le mot : **petit**; celle d'un homme de 1,65 m. par le mot :

moyen, et celle d'un homme de 1,75 m. par le mot : grand. Toute personne, si elle est quelque peu exercée dans l'estimation des dimensions, saura reconnaître, en présence de deux hommes, l'un de 1,55 m., l'autre de 1,75 m. de taille, la catégorie dans laquelle il faudra ranger chacun de ces individus. Il en sera tout autrement pour un individu accusant par exemple 1,60 m. de taille. Les uns le rangeront parmi les individus de taille petite, les autres parmi les moyens ; et ainsi, sur les signalements d'un même personnage, nous trouverons une fois la taille indiquée comme petite et une fois indiquée comme moyenne. De même, un individu de 1,70 m. sera porté une fois parmi les grands, une fois parmi les moyens. Il faut donc spécifier davantage. Et on arrive facilement à cette spécification en divisant les deux catégories extrêmes chacune en trois sous-catégories et en les limitant. Ainsi, en prenant toujours comme exemple la taille, nous appellerons toute taille mesurant de 1,41 m. et en dessus jusqu'à 1,52 m. : **très petite** ; la taille de 1,53—1,58 m. : **petite proprement dite** ; la taille de 1,59—1,62 m. : **petite limite moyenne**. Les tailles allant de 1,89 m. et en dessus jusqu'à 1,77 m. seront : **très grandes** ; de 1,76—1,71 m. : **grandes proprement dites** ; de 1,70—1,67 m. : **grandes limite moyenne**. Il nous reste les tailles mesurant de 1,63—1,66 m. que nous désignerons par le terme : *moyen*. Par cette variation, nous avons un nombre suffisant de subdivisions, et même, si une fois une erreur se produit et si un terme est échangé par celui qui le suit, une taille très petite par exemple, sera indiquée par la désignation de « petite proprement dite », le mal n'est pas grand. L'indication sera encore suffisamment exacte. Nous avons donc maintenant l'échelle à sept échelons suivante :

TAILLE

très petite — petite proprement dite — petite limite moyenne — moyenne — grande limite moyenne — grande proprement dite — très grande.

En pratique, on remplace le mot *limite* (équivaut à légèrement) par une parenthèse entourant les mots petit et grand, et l'on souligne les mots grand et petit pour exprimer le mot *très*. L'échelle prend alors la forme suivante :

Petit — petit — (petit) — moyen — (grand) — grand — <u>grand</u>.

Ce que nous venons de dire de la taille, on l'appliquera égalementment à tout autre terme exprimant une dimension. Ainsi la bouche pourra être <u>petite</u> — petite — (petite) — moyenne — (grande) — grande — <u>grande</u>.

Cette gradation descriptive à sept échelons nous servira aussi pour la description des éléments de la figure ne pouvant pas être exprimés par les termes : petit — moyen — grand, et qui nécessitent un vocabulaire spécial (termes exprimant une forme ou une inclinaison). Ainsi, comme nous le verrons plus tard, la base du nez affecte trois inclinaisons principales : relevé — horizontal — abaissé. Sérions maintenant à l'aide de la gradation à sept échelons et nous aurons l'échelle suivante :

<u>Relevé</u> — relevé — (relevé) — horizontal — (abaissé) — abaissé· — <u>abaissé</u>.

Dans cette échelle, le mot *horizontal* équivaut au mot *moyen* de l'échelle de la grandeur de la taille. A ce propos, il faut ajouter que le policier chargé de relever le signalement descriptif d'individus incriminés trouvera les termes moyens en nombre beaucoup plus grand que ceux des deux bouts de l'échelle. En effet, tout ce qui vit, croît ou décroît (et par conséquent aussi les formes et dimensions de la figure humaine), oscille entre un maximum et un minimum, entre lesquels se groupent toutes les formes intermédiaires qui sont d'autant plus nombreuses qu'elles se rapprochent davantage de la moyenne, et d'autant plus rares qu'elles s'en éloignent (loi naturelle découverte par le savant belge Quételet). Aussi trouvons-nous beaucoup plus d'hommes à taille moyenne que des hommes petits ou grands, et également beaucoup plus de nez à base horizontale que de nez à base relevée ou abaissée.

Les termes de la troisième catégorie, eux aussi, sont gradués suivant l'échelle à sept échelons. Ainsi les qualificatifs employés pour la nuance des cheveux et de la barbe forment la gamme tripartite : **blond** — **châtain** — **noir**. Cette gamme est portée à sept échelons par l'addition, au blond et au châtain, des mots clair, moyen ou foncé.

Nous avons dit plus haut que le *portrait parlé* n'est rien autre que la description exacte, à l'aide d'un vocabulaire spécial, de l'analyse des éléments composant la figure humaine. Nous allons étudier maintenant comment nous pouvons procéder à cette analyse.

Nous placerons l'individu à examiner de sorte que son profil
et sa face soient en pleine lumière, afin que tous les détails

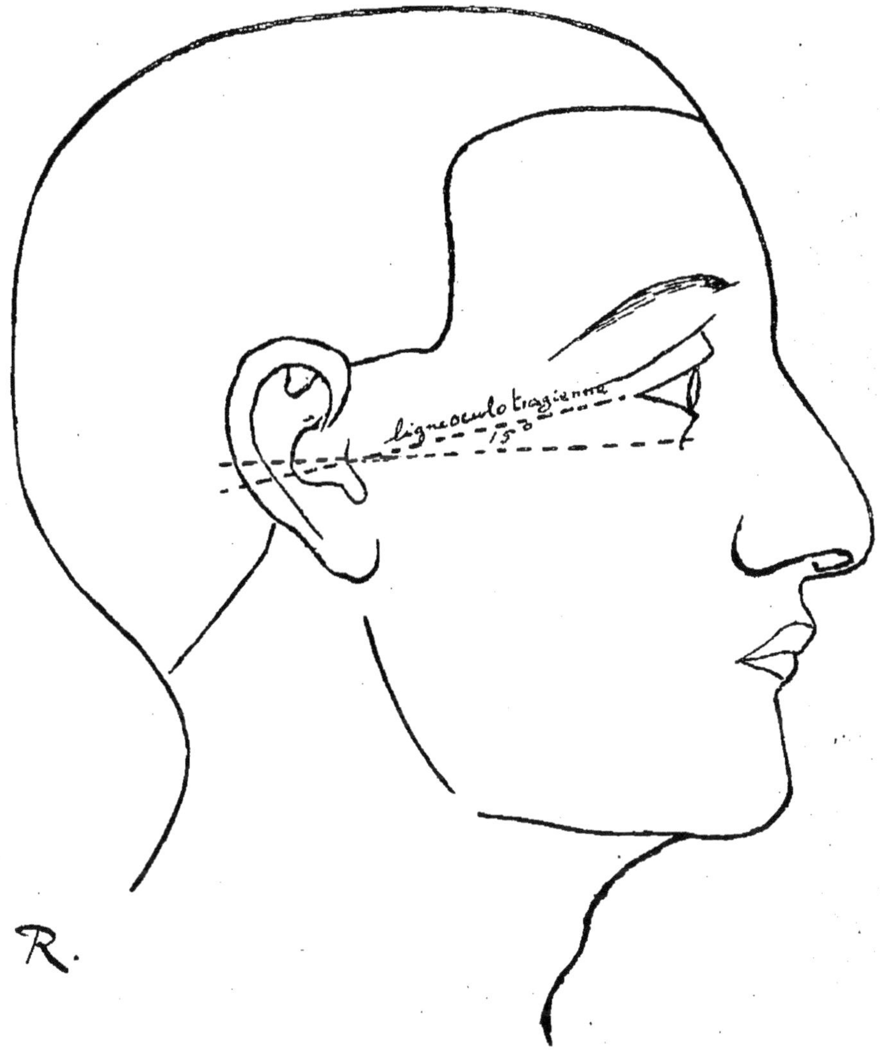

Fig. 1.

soient bien visibles. Mais il ne suffit pas de bien éclairer l'individu
dont on veut faire le « portrait parlé », il faut encore qu'il porte
sa tête d'une façon spéciale et bien déterminée. En effet, il faut
que la tête à examiner soit dans la « *position normale* ». La *posi-*

tion normale est celle où la ligne allant du coin externe de l'œil au milieu du tragus (ligne dite oculo-tragienne) forme avec la ligne horizontale passant par le milieu du tragus un angle de 15° (fig. 1).

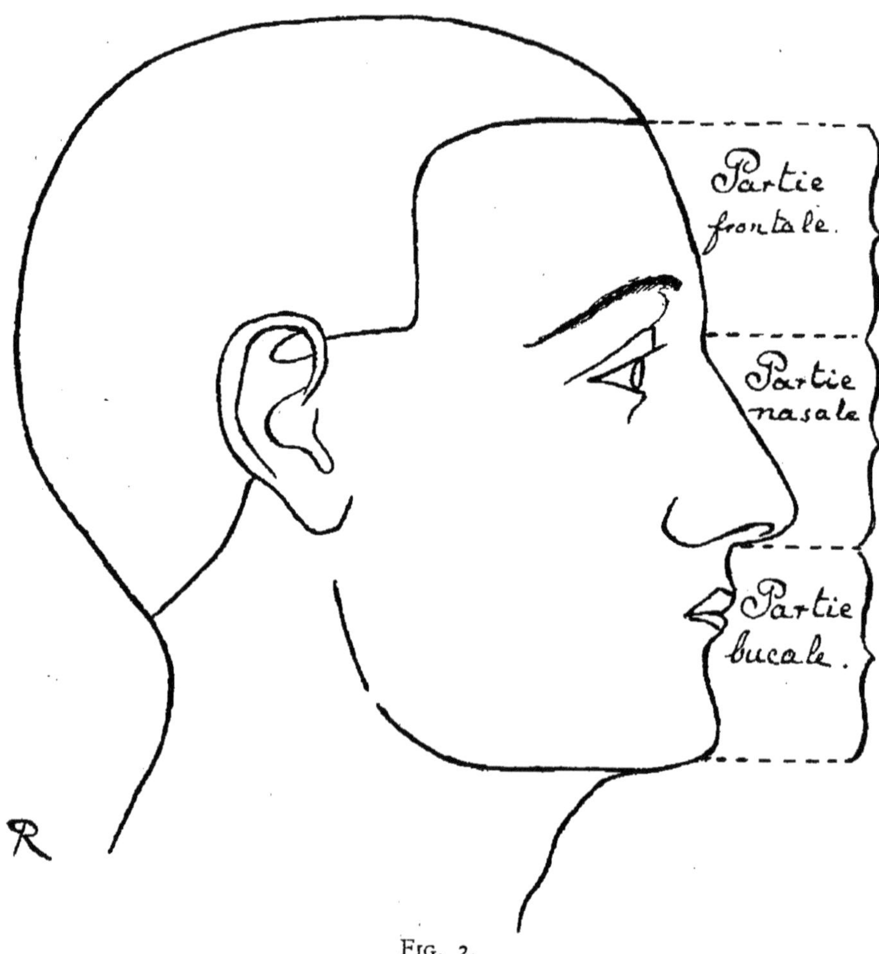

FIG. 2.

Si l'on a à sa disposition la chaise de pose de l'appareil pour la photographie signalétique de Bertillon, on y fera asseoir le sujet comme pour en prendre sa photographie. Cette chaise est construite de telle façon que si l'opérateur suit bien les prescriptions (appuyer la tête contre l'appui-tête, ramener le dos de l'individu contre le dossier de la chaise, vérifier si la tête du sujet apparaît de pleine face dans la glace du porte mire, etc.), la tête du sujet se trouve dans la position normale.

Le sujet une fois bien placé, nous commençons notre étude en faisant abstraction de l'ensemble de la figure et en analysant élément par élément. Nous notons sur une fiche spéciale dont nous parlerons dans un chapitre spécial, nos observations. Pour cette analyse nous nous servirons du profil et de la face de l'individu. A observer encore que les dimensions des différents éléments de la figure ne seront pas mesurés avec le centimètre, mais on les appréciera en les comparant avec l'ensemble de la figure. Ce sont donc des mesures relatives. Il sera bon de rappeler à ce propos qu'on est convenu d'appeler une « figure normale » une figure dont on peut diviser le profil dans les trois parties suivantes de hauteur égale : 1. La *partie frontale* allant de la ligne d'insertion des cheveux jusqu'au commencement de la racine du nez. 2. La *partie nasale* allant de la racine du nez jusqu'à la base du nez. 3. La *partie bucale* allant de la base du nez jusqu'au bas du menton (fig. 2). Par exemple un front dont la hauteur sera inférieure à celle des parties nasale et bucale sera appelé : front à hauteur petite ; un nez de hauteur inférieure aux deux autres parties sera appelé : nez à hauteur petite ; un front à hauteur égale aux parties nasale et bucale sera noté comme front à hauteur moyenne.

L'analyse sera faite en commençant par la description de la forme du front et de ses dimensions.

LE FRONT

Le front est examiné au point de vue : 1. Du degré de saillie des arcades sourcillières ; 2. de l'inclinaison de sa ligne de profil ; 3. de sa hauteur ; 4. de sa largeur ; 5. de quelques particularités.

Les arcades sourcillières sont examinées sur le profil de l'individu. Elle se trouvent droit en dessus des orbites et servent de support aux sourcils (fig. 3). On examine leur saillie qui peut être : **petite** — **moyenne** ou **intermédiaire** et **grande** (fig. 3).

L'inclinaison du front. Le degré d'inclinaison de la ligne de profil du front est étudié par rapport à un plan horizontal que l'on suppose passer par la racine du nez. L'inclinaison du front peut être **fuyante** ou oblique — intermédiaire — verticale (fig. 4). Un front très fuyant est inscrit en soulignant le mot *fuyant*.

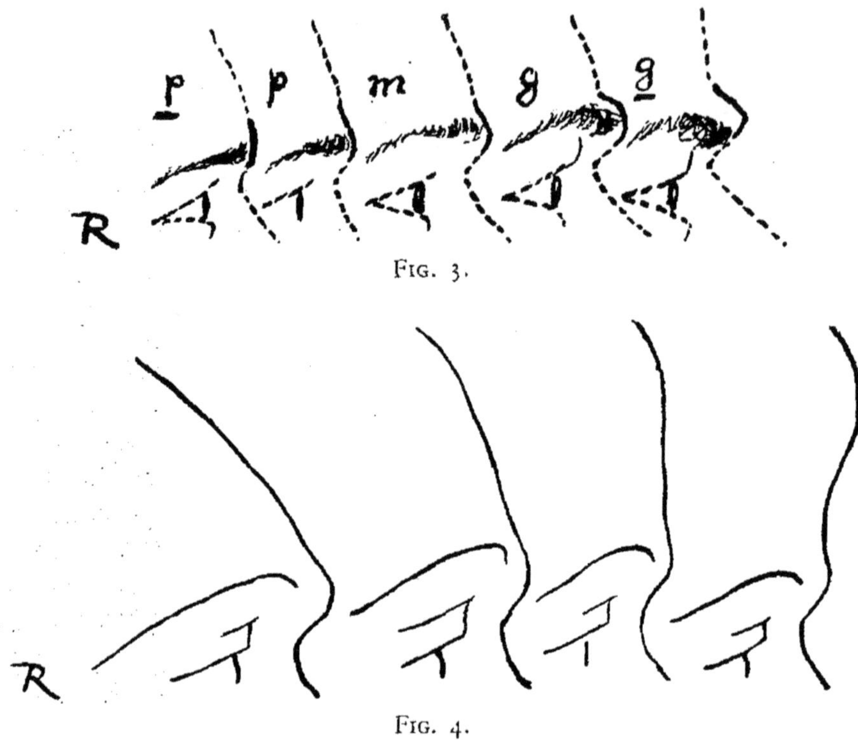

FIG. 3.

FIG. 4.

On trouve encore des fronts dont la ligne de profil dépasse même la ligne verticale : ce sont alors des fronts proéminents ou bombés, pour le cas où la verticalité du front se combine avec un arrondissement en saillie des bosses frontales.

L'échelle pour l'inclinaison du front est alors la suivante :

Fuyante — fuyante — (fuyante) — intermédiaire — (verticale) — verticale — proéminente ou bombée.

La hauteur du front est appréciée sur la face de l'individu. Elle se mesure de l'insertion des cheveux jusqu'à la racine du nez. C'est une mesure relative obtenue par comparaison avec le reste de la figure. Elle peut être petite — petite — moyenne — grande — grande.

La largeur du front est une mesure relative comme la hauteur :

Petite — petite — moyenne — grande — <u>grande</u>. La largeur du front se mesure depuis les tempes (parties visibles du front sur la face de l'individu).

Les particularités du front.

1. **Les sinus frontaux** sont une espèce de boursouflure un peu plus haut que l'emplacement des arcades sourcillières (fig. 5). S'il y a des sinus, la proéminence des arcades manque; en d'autres termes : nous trouvons sur un individu ou des arcades sourcillières ou des sinus, jamais les deux ensemble.

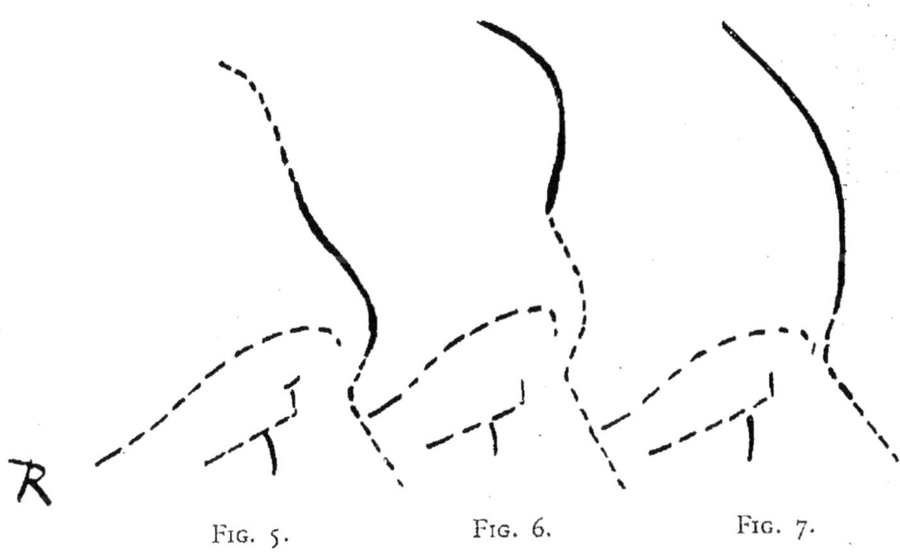

FIG. 5.   FIG. 6.   FIG. 7.

2. **Les bosses frontales** sont situées plus haut que les sinus (fig. 6).

3. **Le profil courbe.** La ligne du profil du front décrit une ligne courbe prononcée, sans être bombée (fig. 7). Dans le profil courbe le renflement des arcades n'existe pas. L'inclinaison générale du front est fuyante.

4. **La fossette frontale.** Certains sujets possèdent au milieu du front, droit au dessus de la racine du nez, une cavité bien prononcée. Cette cavité sera notée parmi les particularités du front sous la dénomination : fossette frontale.

LE NEZ

Le nez est un des éléments qui donnent le plus de caractère à une figure. Ses formes et ses dimensions sont très variables. Aussi son analyse détaillée s'impose pour l'établissement du signalement descriptif d'une personne. La description du nez comporte : la description 1. de la racine, 2. du dos, 3. de la base, 4. de sa hauteur, 5. de sa saillie, 6. de sa largeur, 7. des particularités. (Voir pour les éléments du nez, fig. 8.)

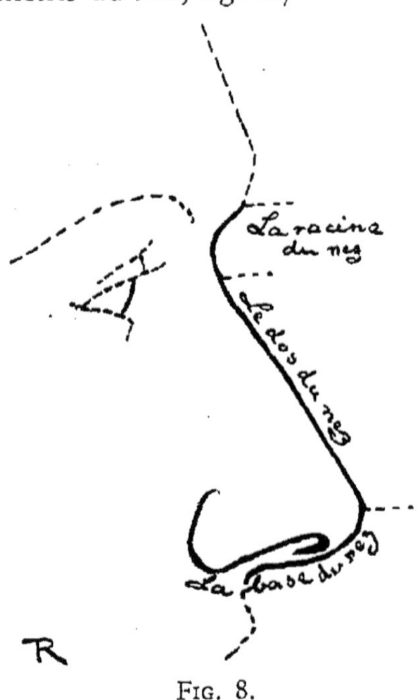

Fig. 8.

La racine du nez est une concavité transversale qui existe plus ou moins accentuée à la naissance du nez, entre les yeux, sous la base du front. Quelquefois la concavité de la racine du nez manque complètement. Nous sommes alors en présence d'un profil continu (voir plus loin). Suivant la *profondeur* du creux formé par la racine du nez nous l'indiquons comme **petite** — petite — (petite) — moyenne — (grande) — grande — **grande** (fig. 9).

Le dos du nez est la ligne de profil du nez depuis sa racine jusqu'à sa pointe. Nous avons trois formes principales du dos du
nez : 1. la forme **cave** (pour concave), 2. la forme **rectiligne**, 3. la
forme **vexe** (pour convexe). Une variante de cette dernière forme
est le **dos du nez busqué** (fig. 10).

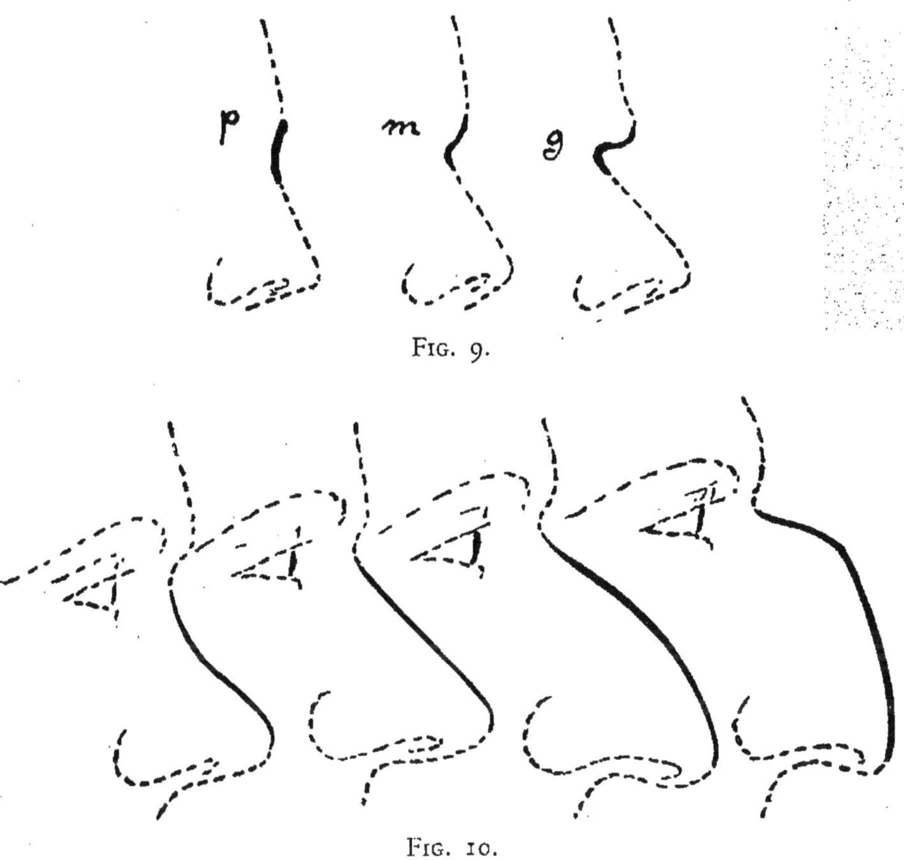

FIG. 9.

FIG. 10.

Pour qu'on puisse ranger un nez parmi les nez caves il faut que
la ligne formée par le dos du nez depuis la racine jusqu'au
bout du nez soit franchement concave. De même la courbe convexe du dos vex devra être à peu près uniforme de la racine à la
pointe.

Le dos busqué se différencie du dos vex par le fait que son
profil ne décrit plus une ligne convexe régulière, mais que la
partie supérieure présente une courbe convexe très accentuée
pendant que sa partie inférieure devient à peu près droite et se

continue avec le bout du nez. Il va sans dire que la concavité et
la convexité, de même que le busqué, du dos du nez peuvent
varier entre la forme très prononcée et celle très atténuée (s'exprime par le mot : légèrement). Nous aurons donc la gradation
suivante :

Cave — cave — (cave) — rectiligne — (vex) — vex — vex.

Si la partie supérieure osseuse du dos du nez décrit une saillie
et si la partie inférieure (cartilagineuse) ne continue pas cette
courbe, mais s'infléchit d'abord en dedans pour redevenir convexe

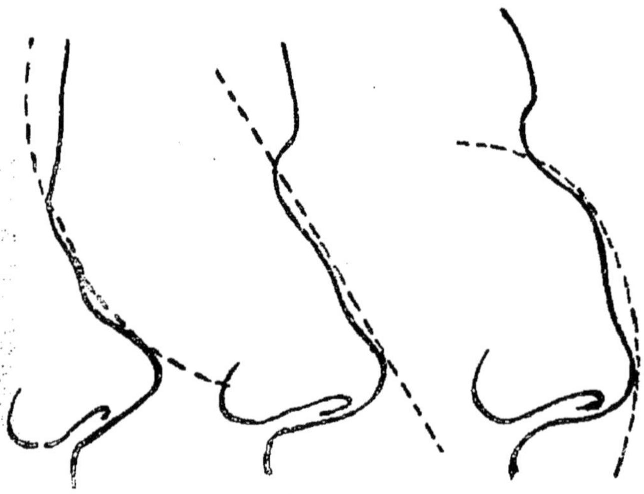

Fig. 11.

vers le bout du nez, le profil du dos du nez devient *sinueux*.
Non seulement le dos vex peut se présenter comme sinueux, mais
le dos cave ou rectiligne possède également cette particularité.
Suivant que l'ensemble du dos forme un creux, une ligne générale rectiligne ou convexe, nous parlerons de dos du nez — cave-
sinueux — rectiligne-sinueux — vex-sinueux — (ou busqué-sinueux)
(fig. 11).

La base du nez. Nous entendons par là l'inclinaison de la base
du nez, inclinaison décrite par le bord libre des narines. Elle peut
être relevée — relevée — (relevée) — horizontale — (abaissée) —
abaissée — abaissée (fig. 12).

Le profil du dos du nez et l'inclinaison de la base du nez sont
absolument indépendants l'un de l'autre. Nous pouvons parfai-

ement trouver un dos cave combiné avec une base abaissée.
Toutefois certaines combinaisons sont beaucoup plus fréquentes

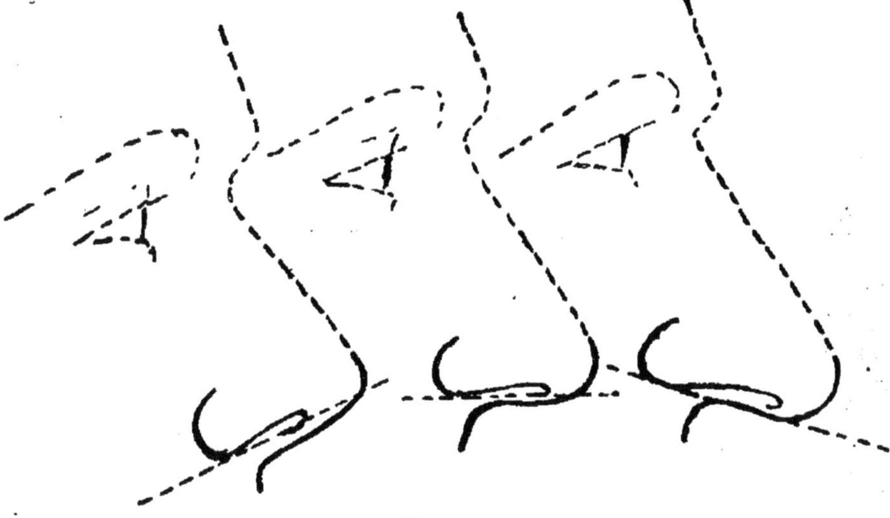

FIG. 12.

que d'autres. Ainsi un dos cave est ordinairement combiné avec
une base relevée. Le dos vex se trouve fréquemment combiné
avec une base abaissée.

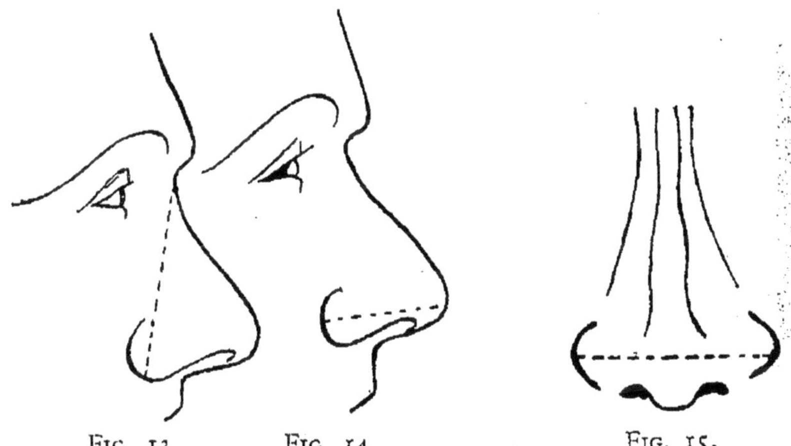

FIG. 13.   FIG. 14.   FIG. 15.

La combinaison mentionnée plus haut, d'un dos cave avec une
base abaissée, est très rare.

La hauteur du nez (fig. 13). On comprend sous la hauteur du
nez la distance entre le point le plus profond de la racine du nez

et le point le plus bas de la partie inférieure des narines. C'est une mesure relative obtenue par comparaison avec l'ensemble de la figure. Pour la hauteur du nez nous employons l'échelle à sept échelons allant du __petit__ au __grand__.

La saillie du nez (fig. 14) est la distance entre le point le plus saillant du dos du nez (le bout du nez) et le point le plus interne des narines. Comme pour la hauteur la saillie va du __petit__ au __grand__.

La largeur du nez est la plus grande distance transversale comprise entre les deux ailes du nez (fig. 15) : __petit__ au __grand__.

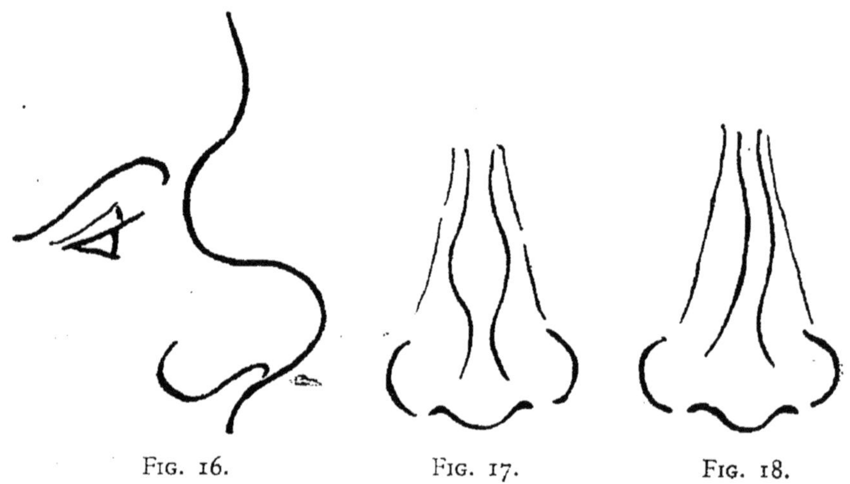

FIG. 16.   FIG. 17.   FIG. 18.

Les particularités du nez. Certains nez sont affligés de particularités d'une très haute valeur signalétique. Ces particularités se réfèrent au dos du nez, au bout du nez, aux narines et à la racine.

1. **Dos du nez en S** (fig. 16). Dans ce cas la racine descend très bas, la partie supérieure du dos est franchement cave, la partie inférieure vexe. L'ensemble des profils de la racine et du dos décrit le tracé d'un S. Le dos en S est souvent le résultat d'un accident. La hauteur de ce nez est généralement petite. Nous distinguerons le __dos en S__ c'est-à-dire fortement prononcé, du **dos en S** proprement dit et des dos légèrement en S, ou **(dos en S)**.

2. **Méplat du dos du nez** (fig. 17). Il se forme à peu près à 2 cm. en dessous de la racine, sur le dos du nez, un renflement allongé ne faisant pas saillie sur le profil du dos. Un renflement similaire

peut se produire également plus bas sur le bout du nez. Nous le désignerons alors sous le nom de

3. **Méplat du bout du nez.** Ce méplat n'affecte plus la forme allongée mais une forme triangulaire.

4. **Le dos mince.**

5. **Le dos large.**

6. **Le dos écrasé.** C'est une difformité provoquée par un accident. L'écrasement du dos est souvent accompagné d'une déviation du dos, partielle ou totale.

7. **Le dos incurvé.** La partie médiane seulement du dos du nez est incurvée à gauche ou à droite (fig. 18).

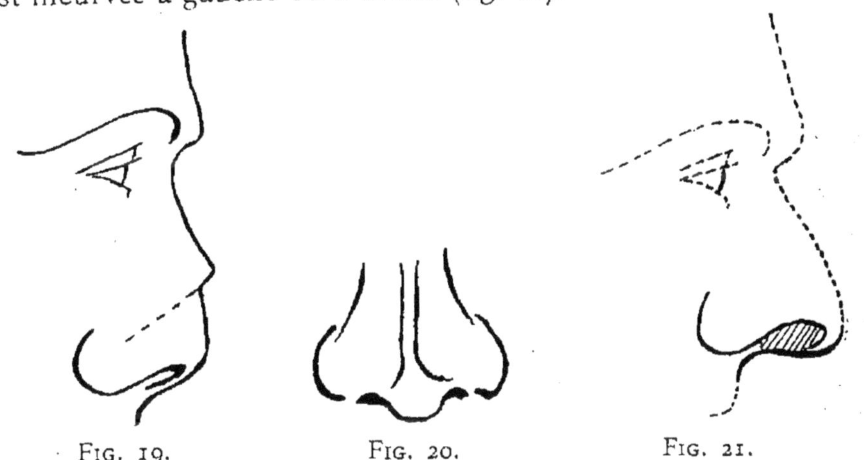

Fig. 19.   Fig. 20.   Fig. 21.

8. **Dos du nez en selle.** La partie supérieure osseuse du dos est plus saillante que la partie inférieure cartilagineuse. A la limite de ces deux parties il se forme une dépression en forme de selle. Ces nez sont une déformation pathologique. Ils peuvent être produits, depuis la naissance, par la syphilis héréditaire, ou bien ils peuvent être acquis, durant la vie, par une contamination syphilitique (fig. 19).

9. **Bout du nez effilé.** Le bout du nez est très pointu.

10. **Bout du nez gros.** Le bout semble former une boule.

11. **Bout du nez bilobé.** Les cartilages des narines font nettement saillie sous la peau. La fossette se formant entre ces deux saillies semble partager le bout du nez en deux parties (fig. 20).

12. **Bout du nez dévié.** Le bout du nez ne suit plus la direction du dos du nez, mais est tordu ou dévié à droite ou à gauche. Cette déviation peut être fortement ou peu accusée.

13. **Nez couperosé.** Le bout et généralement aussi une partie du dos du nez ont une coloration très prononcée allant du rouge jusqu'au violacé.

14. **Bout du nez pointu.**

15. **Cloison découverte.** On appelle cloison ou sous-cloison du nez le cartilage qui sépare les narines l'une de l'autre. Si cette cloison dépasse fortement le bord inférieur des narines et devient, par conséquent, très visible, on désigne cette particularité comme **cloison découverte** (fig. 21).

16. **Cloison non apparente.** Les bords inférieurs des narines descendent plus bas que la cloison. Cette dernière n'est plus visible. A noter que cette particularité fait que des nez à base horizontale paraissent à base abaissée. Donc, bien examiner, en présence d'un nez à cloison non apparente, la direction de la base.

17. **Narines empâtées.** Les ailes du nez paraissent collées à la sous-cloison du nez, cependant que la longueur du nez est souvent grande. Les narines semblent en même temps enflées.

18. **Narines dilatées.** Les ailes sont très écartées de la sous-cloison. Leur épaisseur est plutôt faible.

19. **Narines pincées.** Les ailes sont très rapprochées de la sous-cloison, sans être épaisses.

20. **Narines récurrentes.** Chaque narine est bordée par un petit bourrelet entourant entièrement les ouvertures nasales.

On range également parmi les particularités du nez :

21. **La racine du nez étroite.**

22. **La racine du nez large.**

23. **La racine du nez de hauteur petite.**

24. **La racine du nez de hauteur grande.**

La profondeur de la racine du nez est comprise parmi les éléments principaux du nez.

L'OREILLE

L'oreille est l'élément le plus signalétique de la figure humaine. En effet, grâce à ses multiples vallons et élévations, elle présente une telle quantité de conformations différentes qu'il est presque impossible de rencontrer deux personnes avec des oreilles absolument identiques dans toutes leurs parties. En outre, la forme de l'oreille ne change pas depuis la naissance jusqu'à la mort. Les signalements descriptifs de l'oreille d'un individu, pris à sa naissance et après sa mort, mettons à 60 ans, seront identiquement les mêmes. La peau recouvrant le cartilage du pavillon de l'oreille, les dimensions auront naturellement subi des modifications, mais les formes et les directions des éléments constituant l'oreille seront restées intactes durant toute la vie. Il va sans dire que des blessures peuvent modifier certaines parties, mais, dans ce cas, la modification accidentelle produite est presque toujours facilement reconnaissable.

C'est précisément cette constance dans les formes qui donne à l'oreille sa grande valeur signalétique. Le policier s'attachera donc à bien examiner l'oreille des individus à rechercher. Cela lui sera tout d'abord un peu difficile, puisque dans la vie ordinaire il n'y a pas une partie de notre figure qui attire aussi peu le regard que l'oreille.

Etudions d'abord les différents éléments dont l'ensemble constitue la partie visible de l'oreille, autrement dit le pavillon de l'oreille (fig. 22).

Nous avons 5 saillies :

1. *La Bordure de l'oreille ou l'Hélix*. L'hélix est une sorte de bourrelet qui, partant du centre de l'oreille, borde les deux tiers supérieurs de l'oreille et se fond finalement avec

2. *Le Lobe*. Le lobe est une éminence molle, arrondie, formant la partie inférieure du pavillon de l'oreille.

3. *Le Tragus*. Le tragus est une petite saillie cartilagineuse de forme triangulaire délimitant, en avant, la conque.

4. *L'Antitragus* se trouve vis-à-vis du tragus, séparé de celui-ci par le canal intertragien. C'est une saillie ordinairement plus petite que celle du tragus. L'antitragus présente beaucoup plus de variations que le tragus.

5. *L'Anthélix*. L'anthélix se trouve en dessus de l'antitragus. On l'appelle, dans le portrait parlé, tout court : *le Pli*. Dans sa partie supérieure le pli se bifurque en deux branches : *la supérieure* (en portrait parlé : *pli supérieur)* et *la médiane*. La branche supérieure rejoint la partie supérieure de l'hélix, la branche médiane la partie originelle de l'hélix.

Nous avons en outre 3 dépressions :

1. *La Fossette naviculaire.* La fossette naviculaire est la dépression qui est située entre la partie postérieure de l'hélix et la partie inférieure et supérieure de l'anthélix. Elle finit vers le lobe, quelquefois en pointe, le plus souvent elle se fond avec ce dernier.

2. *La fossette digitale* est située entre la branche supérieure et la branche médiane de l'anthélix. Son nom vient de l'habitude de beaucoup de personnes d'y introduire souvent les doigts.

3. *La Conque.* C'est la dépression la plus profonde du pavillon de l'oreille, qui est limitée par le tragus, l'antitragus, la partie inférieure et médiane de l'anthélix et la partie originelle de l'hélix. Elle se fond et se continue dans le conduit auditif.

La Bordure (ou Hélix) (planche I).

La bordure est décomposée en trois parties : 1. le sillon d'origine ou bordure originelle (voir fig. 22) ; 2. la bordure antéro-supérieure ou bordure supérieure, tout court ; et 3. la bordure postérieure.

La Bordure originelle. Les dimensions de la bordure originelle varient entre **très petite** et **très grande** avec toutes les dimensions intermédiaires. Si la bordure originelle est très petite, elle est à peine visible et peut même devenir nulle, c'est-à-dire non existante. La bordure originelle très grande traverse toute la conque pour rejoindre le pli inférieur de l'anthélix.

La Bordure supérieure va du **petit** au **grand**. Si la bordure supérieure est très petite, le pli supérieur de l'anthélix va jusqu'au bord de la partie postéro-supérieure du pavillon de l'oreille et celle-ci n'est plus délimitée que par un bourrelet à peine visible. Cet endroit du pavillon devient alors plat. La bordure supérieure **grande** forme un épais ourlet couvrant une grande partie de la partie supérieure de l'anthélix et la fossette digitale toute entière.

La bordure postérieure : **petit** jusqu'au **grand**. La bordure postérieure forme bourrelet bordant la partie postérieure du pavillon de l'oreille. Si la bordure postérieure est très petite, la fossette naviculaire et le pli inférieur de l'anthélix s'aplatissent très souvent et toute la partie postérieure du pavillon devient plate. La bordure postérieure **grande** forme un bourrelet épais couvrant souvent toute la fossette naviculaire et une partie du pli inférieur de l'anthélix.

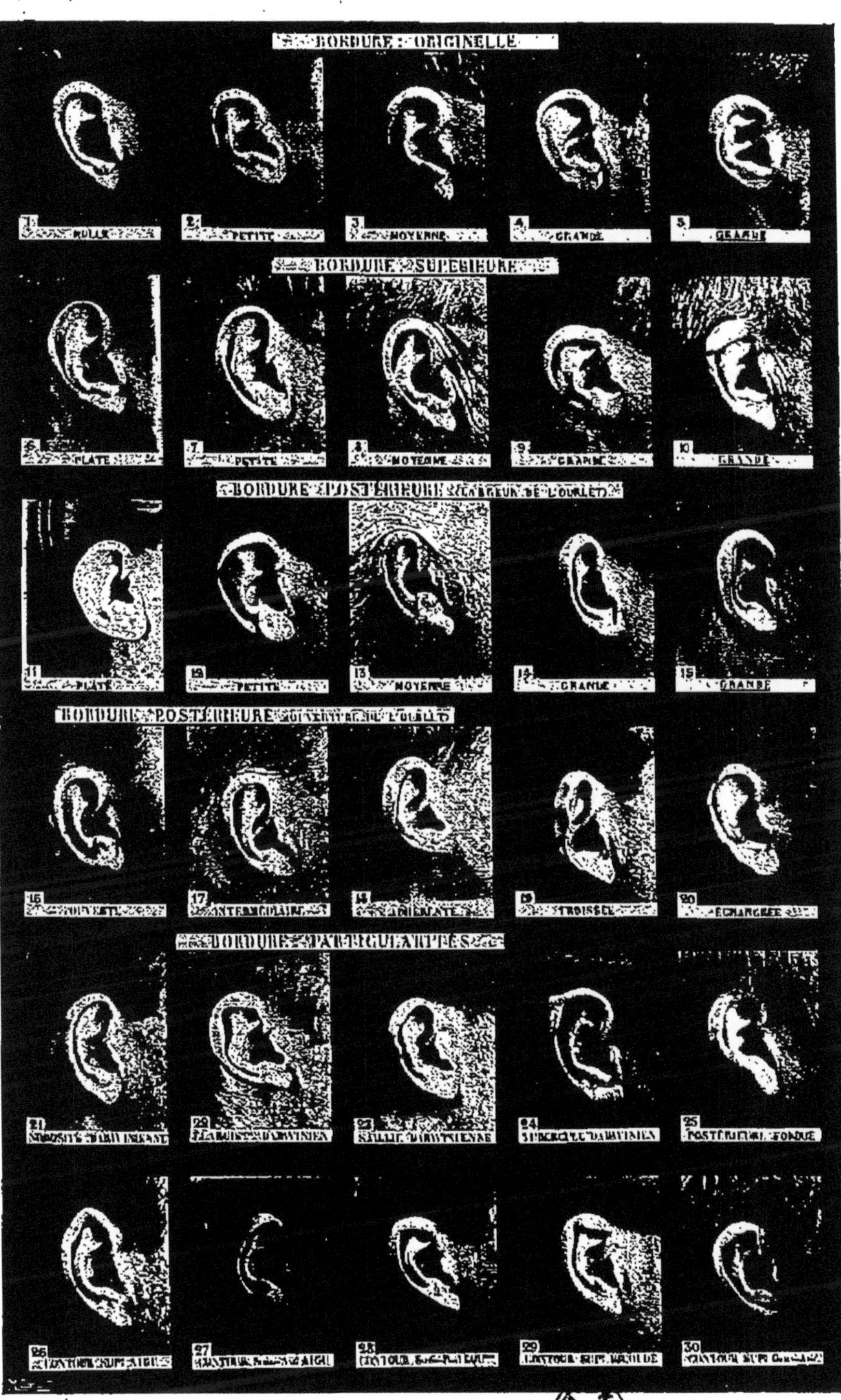

PLANCHE I.

Bordure supérieure.
Hélix
Gli supérieur
Fossetta digitale
Branche médiane
Bordure postérieure.
Hélix.
Fossette naviculaire.
Pli inférieur
Anthélix.
Bordure originelle
Tragus.
Antitragus.
Lobe.

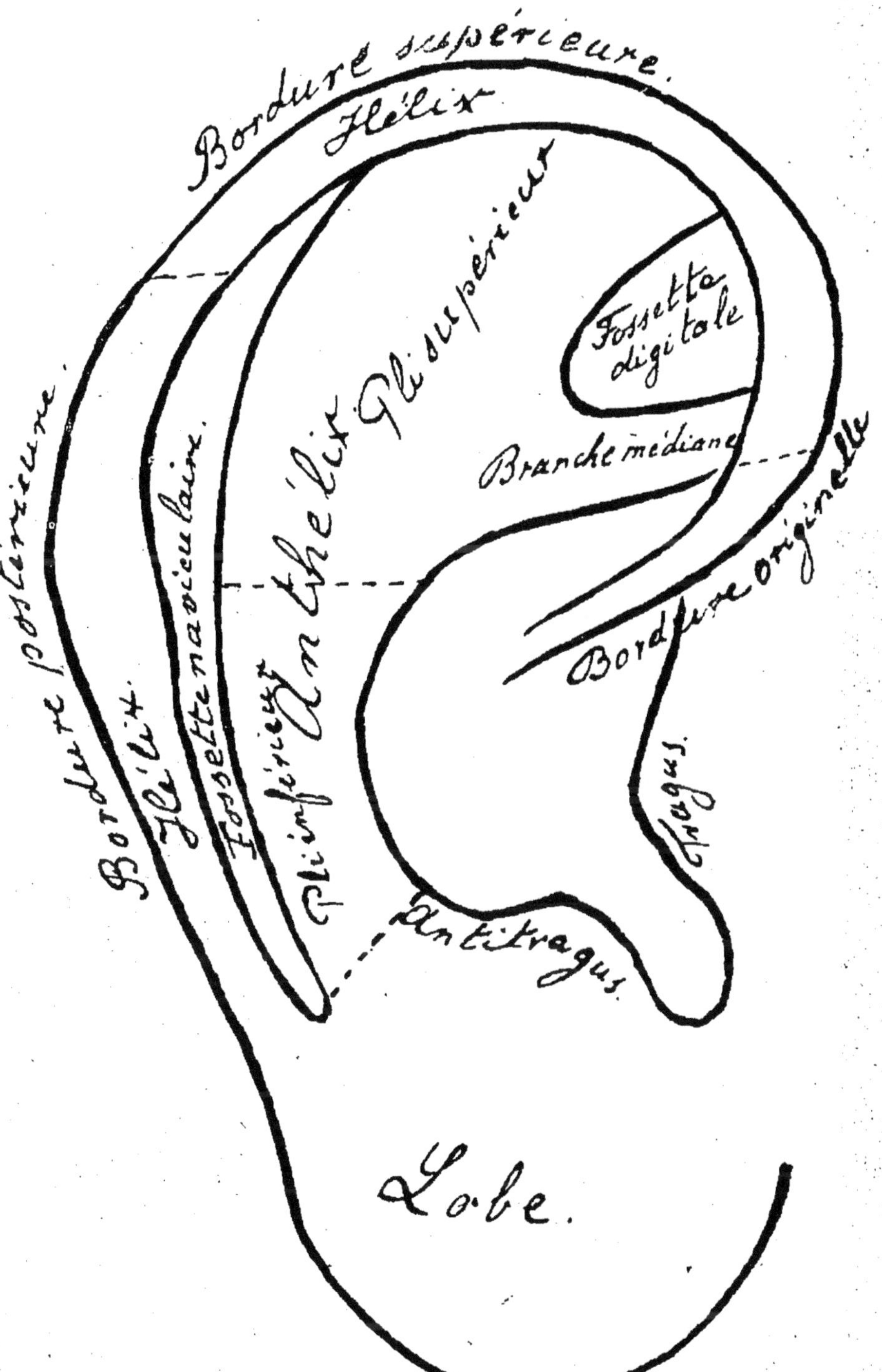

FIG. 22.

La bordure postérieure montre également des différences de degré d'ouverture. Certaines bordures postérieures, en général de dimensions petites ou moyennes, sont très portées en arrière. La fossette naviculaire est alors largement visible. Nous désignerons ce degré d'ouverture par le mot : **ouvert**. D'autres sont plus repliées. La fossette naviculaire n'est visible que comme un fin tracé. L'ouverture de la bordure postérieure est alors : **intermédiaire**. Finalement, la bordure postérieure, de dimensions très grandes, peut être très repliée et couvrira alors entièrement la fossette naviculaire. Elle semble être collée contre le pli inférieur de l'anthélix. Nous désignerons son ouverture comme **adhérente**.

PARTICULARITÉS DE LA BORDURE

1. **La Nodosité darwinienne.** C'est une petite nodosité cartilagineuse se trouvant à peu près sur la limite de la bordure supérieure avec la bordure postérieure. Elle est souvent à peine visible, mais facilement reconnaissable par le toucher (pl. I, fig. 21).

2. **L'Elargissement darwinien** forme une boursouflure qui est située environ au milieu de la bordure postérieure (pl. I, fig. 22).

3. **La Saillie darwinienne** est une petite saillie cartilagineuse, pointue comme une dent de scie, qui est située également à peu près au milieu du bord intérieur de la bordure postérieure (pl. I, fig. 23).

4. **Le Tubercule darwinien** est une saillie cartilagineuse très prononcée située à peu près au même emplacement que la nodosité darwinienne. Elle se distingue de cette dernière, d'abord par son volume beaucoup plus considérable, ensuite par sa forme franchement ronde et l'aspect blanc et nacré de la peau qui la recouvre. C'est une particularité rare (pl. I, fig. 24).

5. **Bordure échancrée.** Egalement sur la limite de la bordure supérieure et de la bordure postérieure, l'ourlet peut présenter une échancrure. Cette particularité est notée comme : bordure échancrée (pl. I, fig. 20).

6. **Bordure froissée.** Toute la bordure postérieure est froissée de la même manière qu'un bout de pâte qu'on a pétri avec les doigts (pl. I, fig. 19).

7. **Bordure postérieure fondue.** La partie inférieure, environ depuis le milieu de la bordure postérieure, est fondue avec le pli inférieur de l'anthélix et ne forme avec celui-ci qu'une seule saillie (pl. I, fig. 25).

LOBE : CONTOUR
LOBE : ADHÉRENCE
LOBE : MODELÉ
LOBE : HAUTEUR
LOBE : PARTICULARITÉS

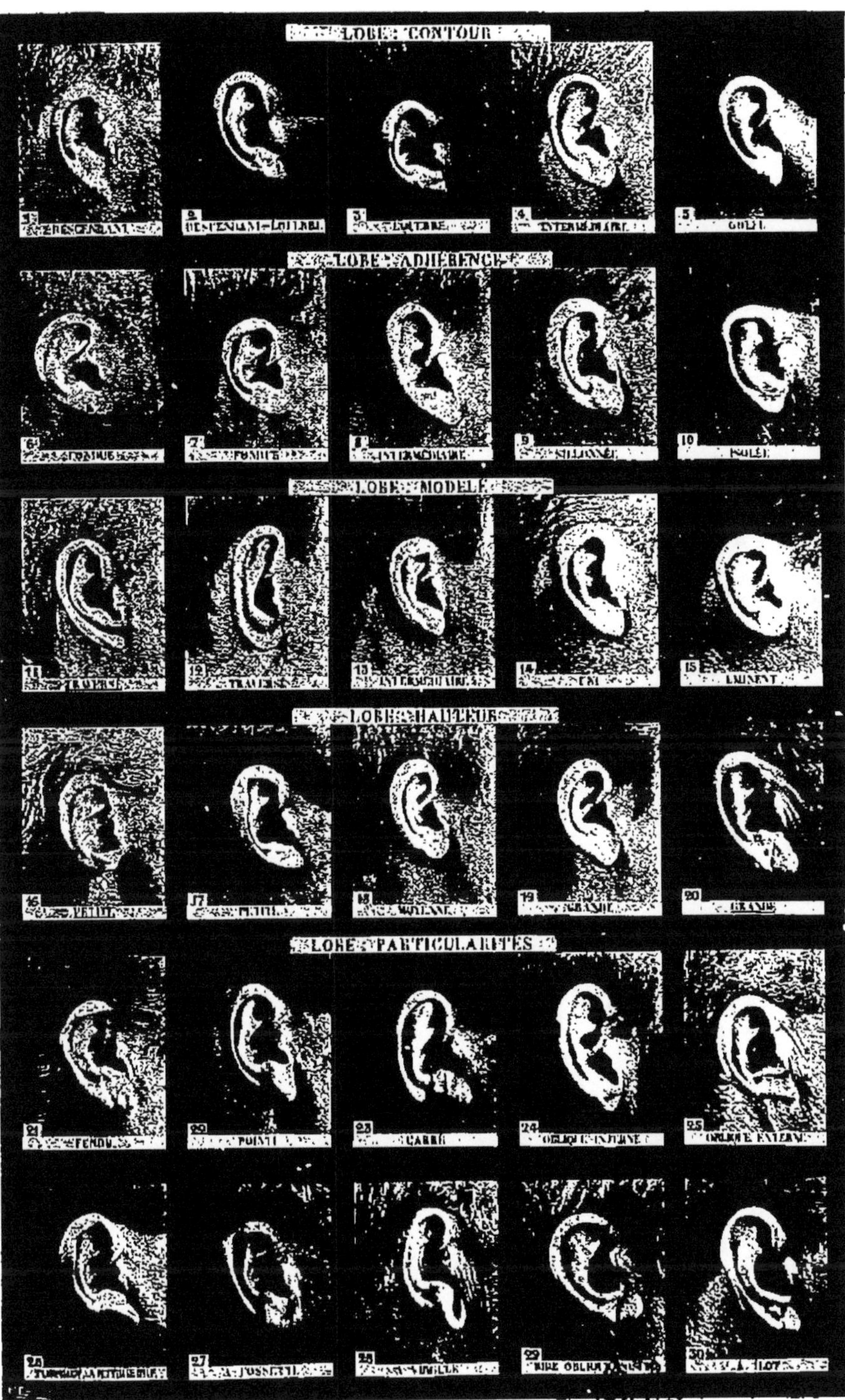

PLANCHE II.

8. **Contour supérieur aigu.** La bordure supérieure ne forme plus un arc de cercle, mais un angle plus ou moins aigu dont la pointe se trouve à peu près au milieu de la bordure supérieure (pl. I, fig. 26).

9. **Contour supéro-antérieur aigu.** La pointe de l'angle n'est plus au milieu, mais portée en avant vers le crâne (pl. I, fig. 27).

10. **Contour supéro-postérieur en équerre.** La bordure supérieure est presque rectiligne et horizontale pendant que la bordure postérieure forme avec la première un angle droit (pl. I, fig. 28).

11. **Contour supérieur bicoudé.** Un peu au-dessus de la limite de la bordure originelle, la bordure supérieure change brusquement de direction, formant un angle à peu près droit, et se continue horizontalement ou un peu ascendante. La bordure postérieure s'insère sur la bordure supérieure en angle droit (pl. I, fig. 29).

12. **Contour supérieur obtus-aigu.** C'est de nouveau un contour bicoudé, mais les deux angles ne sont pas de même valeur. L'angle antérieur (vers le crâne) est aigu et l'angle postérieur est obtus. La première partie, plus petite, de la bordure supérieure monte verticalement ; la seconde partie, plus grande, a une direction descendante (pl. I, fig. 30).

13. **Bordure cicatrisée et gelée.** La bordure présente chez certains individus des cicatrices d'anciennes blessures ou engelures. Elle peut même être absente par suite d'amputation.

Le lobe (planche II).

Le lobe ou le lobule est cette éminence molle et arrondie qui forme la partie inférieure du pavillon de l'oreille. Nous l'examinerons au point de vue de la forme de son bord libre, de son adhérence à la joue, du modelé de sa surface externe et finalement de ses dimensions et de ses particularités.

LE CONTOUR DU LOBE

Le contour peut se terminer, vers la joue, en pointe : **contour descendant** ; il peut former avec la joue une équerre : **contour en équerre** ; sur le contour en équerre peut se greffer tout près de la joue encore une petite pointe triangulaire descendante : **descendant-équerre** (forme rare) ; le contour peut être arrondi vers la joue, c'est-à-dire après être descendu le contour remonte vers le point de fusion avec la joue. Si le lobe arrondi est encore partiellement adhérent à la joue, nous l'appellerons : intermédiaire ; s'il est tout à fait séparé de cette dernière par un espace libre : **golfe**. Nous avons donc cinq formes à noter pour le contour du lobe :

Descendant — descendant-équerre — équerre — intermédiaire — golfe (fig. 23).

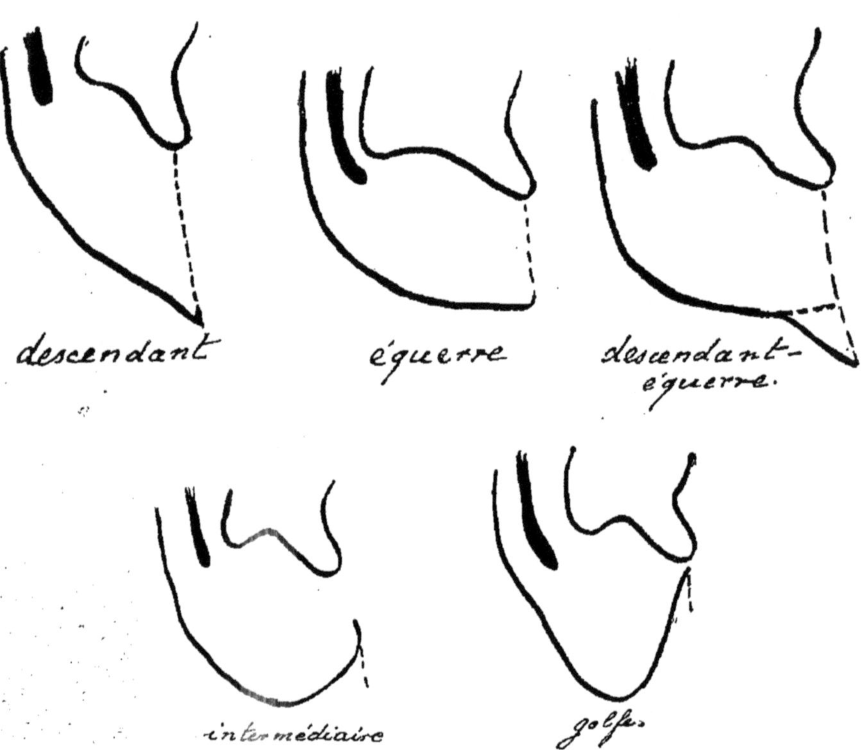

FIG. 23.

L'ADHÉRENCE DU LOBE

L'adhérence du lobe à la joue peut être : **fondue**, si la peau recouvrant le lobe se fond avec celle de la joue sans former aucun sillon, aucune ride ; si, en d'autres termes, le point de jonction du lobe avec la joue n'est pas reconnaissable. Si le lobe est partiellement séparé de la joue, nous le désignerons comme : **intermédiaire**. Finalement, si le lobe est complètement séparé de la joue par un sillon formé par la peau même du lobe : **sillonnée**. Si le sillon est très profond, nous désignerons l'adhérence par : **séparée** ou **isolée**.

Avec l'adhérence tenant le milieu entre complètement fondue et intermédiaire, nous aurons donc cinq sortes d'adhérences :

Fondue — fondue — intermédiaire — sillonnée — isolée.

Le modelé du lobe. Le modelé de la surface extérieure du lobe peut être **traversé.** Dans ce cas, la fossette naviculaire ne finit point à la limite de la bordure postérieure avec le lobe, mais traverse toute la surface du lobe. Suivant que le sillon est plus ou moins prononcé, nous noterons le modelé comme **traversé** ou simplement **traversé.** Si la fossette naviculaire se continue jusqu'à environ le milieu du lobe, nous désignons le modelé du lobe comme **intermédiaire.** Cette désignation nous sert également pour les cas où la fossette traverse une partie du lobe, cesse ensuite pour se remontrer vers le point de fusion du lobe avec la joue. Ces cas peuvent devenir très douteux, si le sillon est très profond et si la partie non traversée du lobe est très petite. Ces lobes ressemblent alors beaucoup aux lobes traversés. Nous exprimerons le doute en entourant le mot traversé d'une parenthèse : **(traversé).** Le lobe parfaitement lisse et uni est appelé : **uni.** Le lobe uni, mais proéminent : **éminent.** L'échelle pour le modelé du lobe se présente alors avec la gradation suivante :

Traversé — traversé — intermédiaire — uni — éminent.

Dimensions du lobe (hauteur). Ces dimensions varient entre très petite et très grande : **p** — p — m — g — **g.**

PARTICULARITÉS DU LOBE

1. **Lobe fendu.** Les femmes se percent souvent le lobe pour y introduire des boucles d'oreilles. En voulant retirer ces boucles, elles déchirent souvent le lobe verticalement. Cette déchirure reste et le lobe est noté comme : **fendu.**

2. **Lobe pointu.** Le lobe se présente sous une forme triangulaire avec une pointe très prononcée.

3. **Lobe carré.** Le lobe est de forme franchement carrée. Ces lobes sont assez rares et presque toujours à modelé éminent et très épais.

4. **Lobe oblique interne.** Le lobe, au lieu de pendre verticalement vers le bas de la figure, est tourné légèrement en dedans vers le crâne (pl. II, fig. 24).

5. **Lobe oblique externe.** La direction de ce lobe est le contraire de la précédente. Il est tourné en avant (pl. II, fig. 25).

6. **Lobe à torsion antérieure.** La partie supérieure du lobe est tournée en avant, la partie inférieure en arrière. L'ensemble présente une torsion, de sorte que le bord intérieur de la partie supérieure est (vers l'antitragus) plus haut que le bord extérieur, pendant que le bord intérieur de la partie inférieure est plus bas que le bord extérieur de la même partie (pl. II, fig. 26).

7. **Lobe à fossette.** Le lobe uni présente vers le bord adhérent à la joue une légère fossette traversant à peu près les deux tiers de la hauteur du lobe.

8. **Lobe à virgule.** Cette fossette est très prononcée, allongée et a la forme d'une virgule. Elle semble être la continuation du canal (de dépression entre le tragus et l'antitragus).

9. **Ride oblique postérieure.** Ride prenant naissance à la limite du lobe avec le tragus et traversant obliquement tout le lobe.

10. **Lobe à îlot.** Le lobe est traversé, mais au milieu du lobe la fossette se bifurque en deux branches qui se réunissent de nouveau en une seule fossette vers la joue. Elles forment ainsi un véritable îlot proéminent. Cette particularité est rare.

11. **Lobe poilu.** Dans la règle, le lobe est couvert d'un léger duvet. Chez certaines gens adultes, ce duvet devient de véritables poils. Un tel sera noté comme : **poilu.**

L'antitragus (planche III).

L'antitragus est une partie cartilagineuse recouverte de peau qui se trouve droit au-dessus du lobe. Il présente ordinairement une légère saillie, mais cette saillie peut aussi manquer complètement. Il est considéré dans le portrait parlé au point de vue de : 1. son inclinaison, 2. son profil, 3. son renversement, 4. son volume, 5. ses particularités.

L'inclinaison de l'antitragus. Pour l'estimation de la direction de l'inclinaison de l'antitragus on prend la ligne de base en négligeant la saillie. Cette direction peut varier entre l'horizontalité et l'obliquité allant jusqu'à 45°, en passant par une direction intermédiaire. Nous trouvons même des antitragus remontant légèrement vers le tragus au lieu de descendre. Cette direction est désignée par le soulignement du mot horizontal. Nous pouvons ainsi distinguer 5 directions de l'antitragus :

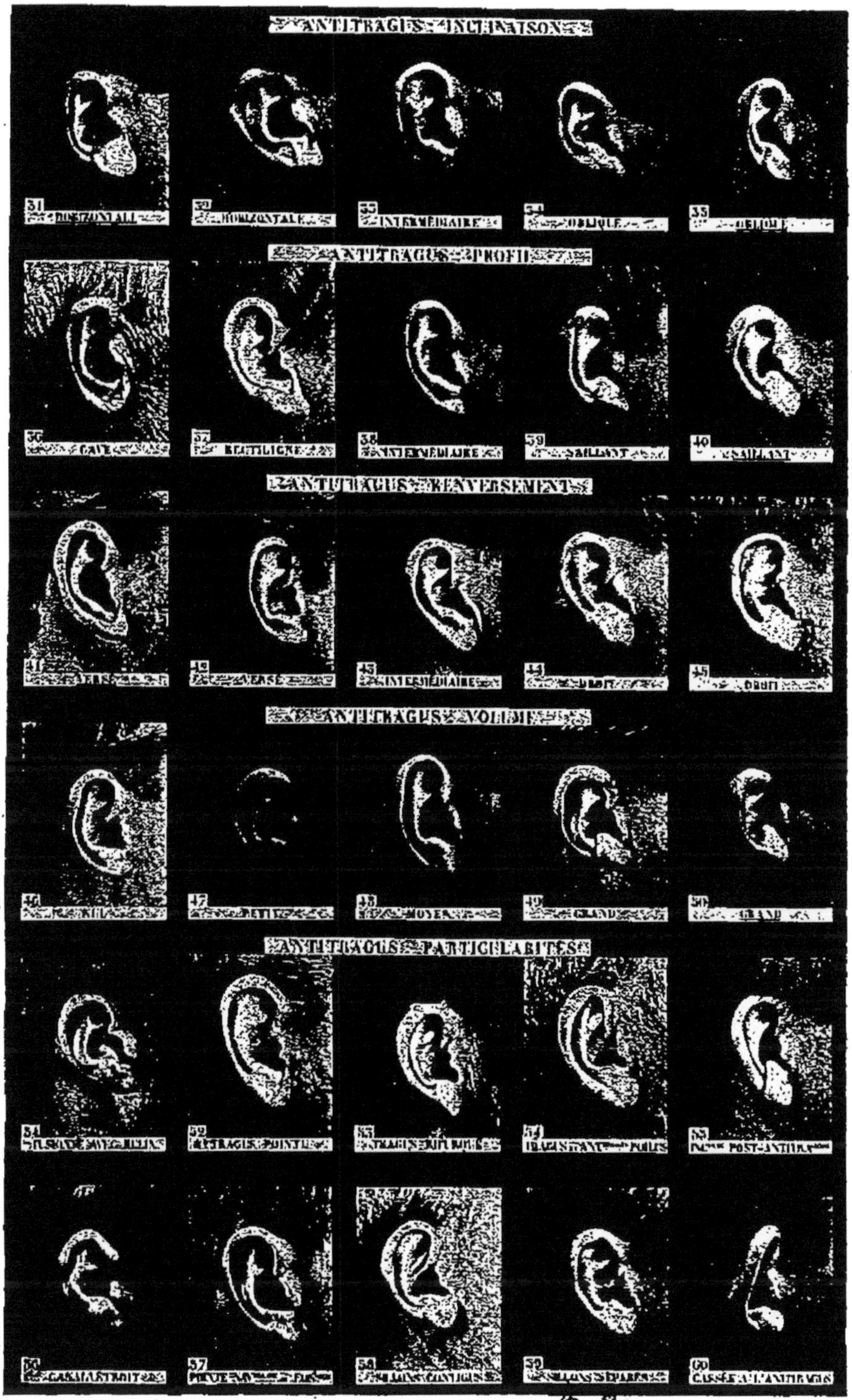

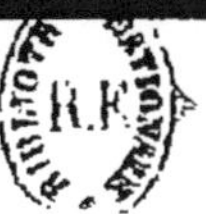

ANTITRAGUS - INCLINAISON
31 HORIZONTALE 32 HORIZONTALE 33 INTERMÉDIAIRE 34 OBLIQUE 35 OBLIQUE
ANTITRAGUS - PROFIL
36 CAVE 37 RECTILIGNE 38 INTERMÉDIAIRE 39 SAILLANT 40 SAILLANT
ANTITRAGUS - RENVERSEMENT
41 NUL 42 ADHÉRENT 43 INTERMÉDIAIRE 44 DÉCOLLÉ 45 DÉCOLLÉ
ANTITRAGUS - VOLUME
46 NUL 47 PETIT 48 MOYEN 49 GRAND 50 GRAND
ANTITRAGUS - PARTICULARITÉS
51 52 ANTITRAGUS POINTU 53 54 55 POST-ANTITRAGUS
56 57 58 59 60

R.F.

PLANCHE III.

Horizontale — horizontale — intermédiaire — oblique — oblique.

Le profil de l'antitragus. Si l'on examine le profil d'un individu, le pavillon de l'oreille est plus ou moins plaqué contre le crâne, et le bord libre de l'antitragus décrit une ligne ou un profil variant chez les différents individus entre la concavité et la convexité. L'antitragus **cave** présente une ligne incurvée contre le lobe. C'est une forme rare. L'antitragus **rectiligne** présente un profil parfaitement droit, combiné la plupart du temps avec une inclinaison horizontale, cette inclinaison horizontale n'est pas obligatoire ; on trouve également des profils rectilignes combinés avec une direction oblique.

L'antitragus **intermédiaire** présente un profil légèrement sinueux.

Enfin nous avons l'antitragus **saillant** avec une saillie très prononcée.

La gradation pour le profil de l'antitragus est :

Cave — **rectiligne** — **intermédiaire** — **saillant** — **saillant.**

Le renversement de l'antitragus. Le bord libre de l'antitragus est fort souvent versé en avant, c'est-à-dire en dehors de la conque. Le renversement peut être très prononcé : **versé** ; ou léger : **intermédiaire.** Enfin nous trouvons également des antitragus **droits** et même de renversés dans la conque : **droits.**

Nous avons donc de nouveau notre gradation à 5 échelons :

Versé — **versé** — **intermédiaire** — **droit** — **droit.**

Le volume de l'antitragus. Le volume de la saillie de l'antitragus peut varier entre **nul**, où la saillie n'existe pas, et **grand.**

Donc volume de l'antitragus :

Nul — **petit** — **moyen** — **grand** — **grand.**

Particularités de l'antitragus. Le tragus présente relativement peu de variations individuelles. Ses particularités sont pour cela notées avec celles de l'antitragus.

1. **Antitragus fusionné avec l'hélix.** L'antitragus se fusionne quelquefois, à l'aide d'un sillon supplémentaire qui traverse la conque, avec la bordure originelle (partie de l'hélix). On appelle cette particularité : **fusionné avec l'hélix** (pl. III, fig. 51).

2. **Tragus pointu.** La saillie du tragus est franchement pointue.

3. **Tragus bifurqué.** Le tragus présente deux saillies plus ou moins arrondies.

4. **Tragus et antitragus poilus.**

5. **Incisure postantitragienne :** forme un sillon très prononcé et sépare l'antitragus et le lobe de la bordure postérieure et du pli

inférieur. Ce sillon sépare complètement ces parties de l'oreille. Il se trouve presque toujours en combinaison avec un antitragus à forte saillie.

6. **Canal étroit.** Le canal intertragien se trouve en avant du conduit auditif entre le tragus et l'antitragus. Par le rapprochement de deux tragus il peut devenir très étroit et former ainsi une particularité.

Pli inférieur et supérieur (planche IV).

L'anthélix se divise, comme nous avons vu, en trois parties : la partie inférieure, la partie supérieure et la partie médiane. Dans le portrait parlé nous désignons la partie supérieure et la partie médiane ensemble par le nom : *pli supérieur*.

LE PLI INFÉRIEUR

Le pli inférieur n'est envisagé que sous le rapport de sa saillie ou son élévation plus ou moins prononcée. Si le pli inférieur est peu saillant, la bordure postérieure vient en avant. L'ensemble de la partie inférieure de l'oreille devient concave. Nous appellerons un tel pli : **cave**. Si par contre ce même pli est très saillant, la bordure postérieure se rapproche du crâne et la partie inférieure du pavillon de l'oreille prend une forme convexe. Ce pli est dénommé : **vex**. Nous pouvons facilement nous rendre compte de la concavité ou de la convexité du pli inférieur par l'expérience suivante : Nous prenons une tige fine et droite et nous posons une de ses pointes sur le milieu du tragus. Ensuite nous rapprochons le reste de la tige de l'oreille en direction horizontale : 1. la tige touche la bordure postérieure sans toucher le pli inférieur : **cave**, 2. la tige touche la bordure postérieure et le pli inférieur : **intermédiaire**, 3. la tige touche le pli inférieur mais ne touche pas la bordure postérieure : **vex** (fig. 24). Nous avons donc pour le pli inférieur la gradation suivante :

Cave — cave — intermédiaire — vex — **vex**.

(La figure présente une coupe horizontale de l'oreille au niveau du tragus.)

LE PLI SUPÉRIEUR

Le pli supérieur peut présenter une saillie plus ou moins grande. Cette saillie peut même devenir **nulle**. Elle peut être très

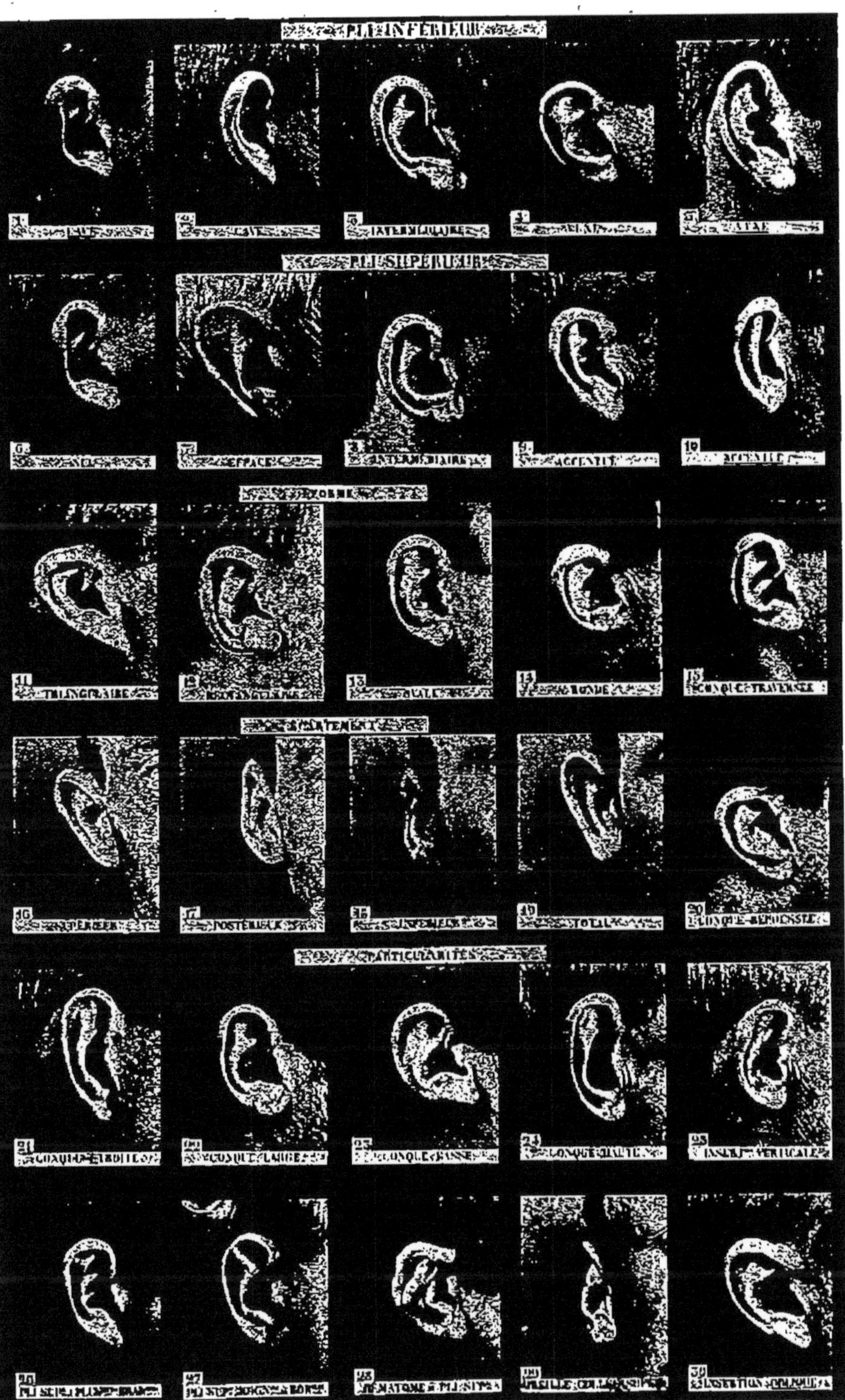

PLANCHE IV.

petite : **effacée**. Dans ce cas la partie supéro-postérieure de l'oreille est plate. Le pli supérieur peut être **intermédiaire**, c'est-à-dire présenter une élévation ne dépassant pas celle de la bordure postérieure. Si la saillie devient plus forte et dépasse celle de la bordure postérieure, nous la nommerons : **accentuée**. Le pli supérieur se présente donc comme :

Nul — **effacé** — **intermédiaire** — **accentué** — **accentué**.

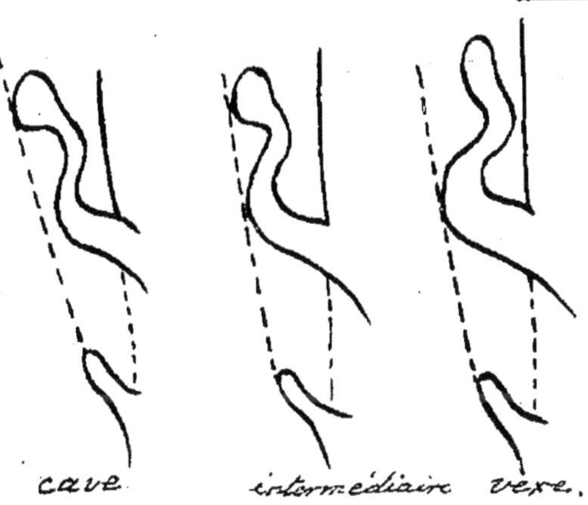

Fig. 24.

PARTICULARITÉS DU PLI SUPÉRIEUR (PLI MÉDIAN).

1. **Sillons contigus**. La bordure originelle prend toujours naissance juste au-dessus du canal auditif. Quelquefois la branche médiane du pli supérieur se rapproche si près de la bordure ou du sillon originel qu'elle la touche presque. Nous noterons cette particularité comme : **sillons contigus** (pl. III, fig. 58).

2. **Sillons séparés**. L'intervalle séparant les deux sillons (sillon originel et pli médian) est très grand (pl. III, fig. 59).

3. **Pli supérieur à plusieurs branches**. Le pli supérieur se bifurque deux fois au lieu d'une (pl. IV, fig. 26).

4. **Pli supérieur joignant la bordure**. Au lieu de monter presque verticalement le pli supérieur change brusquement de direction à la bifurcation avec le pli médian et rejoint la bordure supérieure, en sillon étroit, pour fusionner avec celle-ci.

Nous pouvons compter encore comme se rangeant parmi les particularités des plis inférieur et supérieur :

La fossette naviculaire en pointe. La fossette naviculaire finit brusquement vers le lobe en forme de pointe. Ordinairement la fossette naviculaire se perd sur la limite du lobe sans qu'on puisse nettement déterminer sa fin (pl. III, fig. 57).

Hématome du pli supérieur. Toute la partie supérieure de l'oreille est remplie de boursouflures informes. C'est une déformation pathologique provoquée par la cicatrisation d'anciens abcès, etc., etc. Cette particularité se trouve chez des lutteurs professionnels, des boxeurs, des gymnastes, etc.

Les particularités de la conque de l'oreille (planche IV).

Parmi les particularités de l'oreille nous avons également à noter les formes anormales de la conque.

1. **Conque repoussée.** Toute la conque paraît repoussée dans le canal auditif (pl. IV, fig. 20).

2. **Conque traversée.** Le sillon originel traverse toute la conque et rejoint, en arrière de l'antitragus, le pli inférieur (pl. IV, fig. 15).

3. **Conque étroite.** La distance entre le tragus et l'anthélix est exagérément petit. Tout le pavillon prend une forme allongée (pl. IV, fig. 21).

4. **Conque large.** La distance entre le tragus et l'anthélix est très grande (pl. IV, fig. 22).

5. **Conque basse.** La distance entre la branche médiane de l'anthélix et l'antitragus est petite (pl. IV, fig. 23).

6. **Conque haute.** La même distance est très grande (pl. IV, fig. 24).

La forme générale de l'oreille.

L'oreille présente quatre formes (fig. 25).

1. **Triangulaire.** Le lobe est généralement descendant, le contour supéro-postérieur en équerre.

2. **Rectangulaire.** Le contour supéro-postérieur est en équerre ou à peu près, le lobe est de forme carrée.

3. **Ovale.** — C'est la forme la plus répandue.

4. **Ronde.** Les oreilles rondes sont ordinairement petites.

L'écartement du pavillon de l'oreille (planche IV).

L'écartement dépend de la concavité ou de la convexité du pli inférieur et de l'accentuation du pli supérieur de l'anthélix. On distingue 5 formes d'écartement :

Ecartement supérieur. Le pli supérieur est nul. Toute la partie supérieure du pavillon est écartée du crâne.

Ecartement postérieur. Seulement la partie postérieure du pavillon est exagérément écarté du crâne.

Ecartement inférieur. Le lobe seul est très écarté du crâne.

Ecartement total. Toute l'oreille est uniformément écartée du crâne et le pavillon prend la forme d'un cornet.

Oreille collée supérieurement. La partie supérieure du pavillon touche le crâne, la partie inférieure est à la distance normale.

L'oreille collée totalement est très rare.

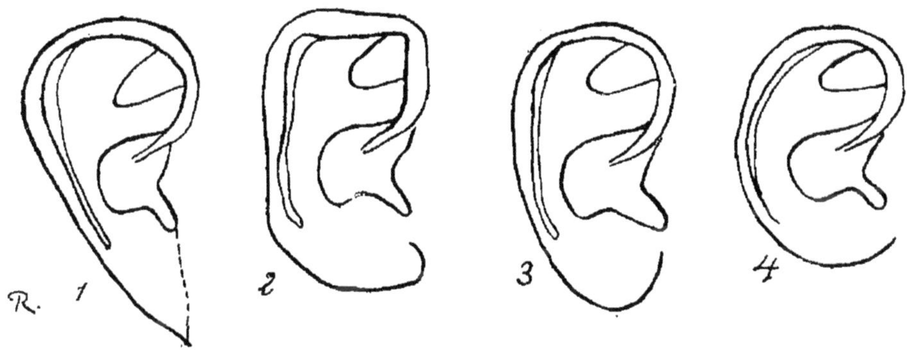

Fig. 25.

On pourrait encore ranger sous la rubrique « écartement » les oreilles **cassées à l'antitragus.** Chez ces oreilles l'écartement du lobe est normal, mais depuis la limite de l'antitragus jusqu'à la la bordure originelle le pavillon est plié en avant. Cet écartement est accidentel et provoqué par l'habitude de certaines gens de dormir sur l'oreille pliée.

L'insertion de l'oreille (anomalies) (planche IV).

Insertion verticale. La partie supérieure de l'oreille est poussée en avant.

La direction générale de l'oreille est verticale.

Insertion oblique. La moitié supérieure est repoussée en arrière pendant que la moitié inférieure est projetée en avant. La direction générale est très oblique et une ligne droite idéale passant par le point le plus en arrière de l'oreille et le point le plus en avant du lobe forme, avec l'horizontale idéale passant par le milieu du tragus un angle pouvant atteindre 45°.

Nous nous sommes occupés jusqu'à maintenant des trois éléments ou caractères les plus signalétiques de la figure humaine : du front, du nez et de l'oreille. Nous avons analysé en détail ces éléments principaux. Comme nous le verrons plus tard, à chacun de ces éléments est réservée, sur la fiche signalétique, une rubrique spéciale et détaillée.

Nous allons étudier, dans les lignes suivantes, les caractères ne faisant pas l'objet de rubriques spéciales sur la fiche signalétique et qui forment, pour ainsi dire, des traits caractéristiques complémentaires. On les désigne « les traits complémentaires » tout court. Ces traits nous intéressent, du reste, seulement s'ils présentent des anomalies. Nous allons donc négliger complètement leurs formes moyennes ou intermédiaires, qu'on rencontre le plus souvent sur la figure humaine.

TRAITS COMPLÉMENTAIRES

Les lèvres.

Nous examinerons les lèvres, sur le profil du sujet, au point de vue : 1° de la hauteur absolue de la lèvre supérieure ; 2° de la proéminence de l'une des deux lèvres par rapport à l'autre ; 3° de la largeur de la muqueuse (la bande lisse et rose qui borde les lèvres) ; 4° de leur épaisseur absolue.

1. *La hauteur absolue de la lèvre supérieure.* Nous entendons sous « hauteur absolue » la distance entre le bas des narines et le bord inférieur de la lèvre supérieure. Cette hauteur peut être petite et nous l'exprimerons par : **hauteur naso-labiale petite**, ou grande : **hauteur naso-labiale grande** (fig. 26).

2. *La proéminence des lèvres.* La lèvre supérieure peut s'avancer fortement sur la lèvre inférieure : **supérieure proéminente** (fig. 27). La lèvre inférieure peut présenter la même particularité : **inférieure proéminente** (fig. 28).

3. *La largeur de la bordure.* C'est la hauteur visible de la muqueuse. Elle peut être très petite. Dans ce cas on ne voit presque

plus autour de la bouche fermée la muqueuse rose. Nous l'exprimerons par : **bordure petite** (fig. 29). Le contraire est la : **bordure grande** (fig. 30), où la bouche fermée est entourée d'une large bande rose et lisse.

4. *L'épaisseur des lèvres*. Sous « épaisseur des lèvres » on comprend la distance entre leurs faces extérieure et intérieure. Si

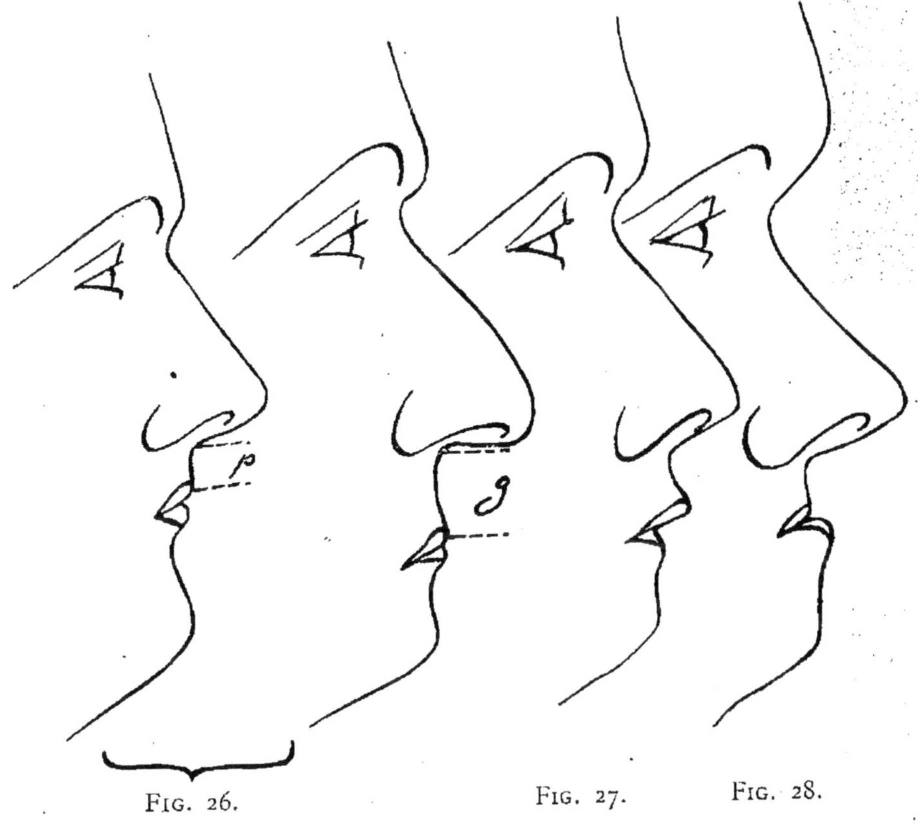

FIG. 26.   FIG. 27.   FIG. 28.

l'épaisseur des lèvres est très petite, les lèvres collent aux dents. Nous appellerons de telles lèvres : **minces** (ne pas confondre avec les lèvres à bordure petite !). Si par contre l'épaisseur est très grande, nous désignerons ces lèvres sous : **épaisses**. Nous pouvons rencontrer des lèvres avec des combinaisons différentes de bordure et d'épaisseur. De ce fait nous trouvons des lèvres à bordure grande et épaisseur moyenne, ou à épaisseur grande et à bordure petite, etc. L'épaisseur varie également souvent de la lèvre inférieure à la lèvre supérieure. Aussi la lèvre supérieure peut être d'épaisseur moyenne pendant que l'inférieure est très mince. Si une lèvre à bordure grande n'adhère pas contre les dents et est comme tournée en dehors, nous la désignerons comme : supérieure **retroussée** (fig. 31) s'il s'agit de la lèvre supérieure, et comme : **inférieure pendante** si c'est la lèvre inférieure (fig. 32).

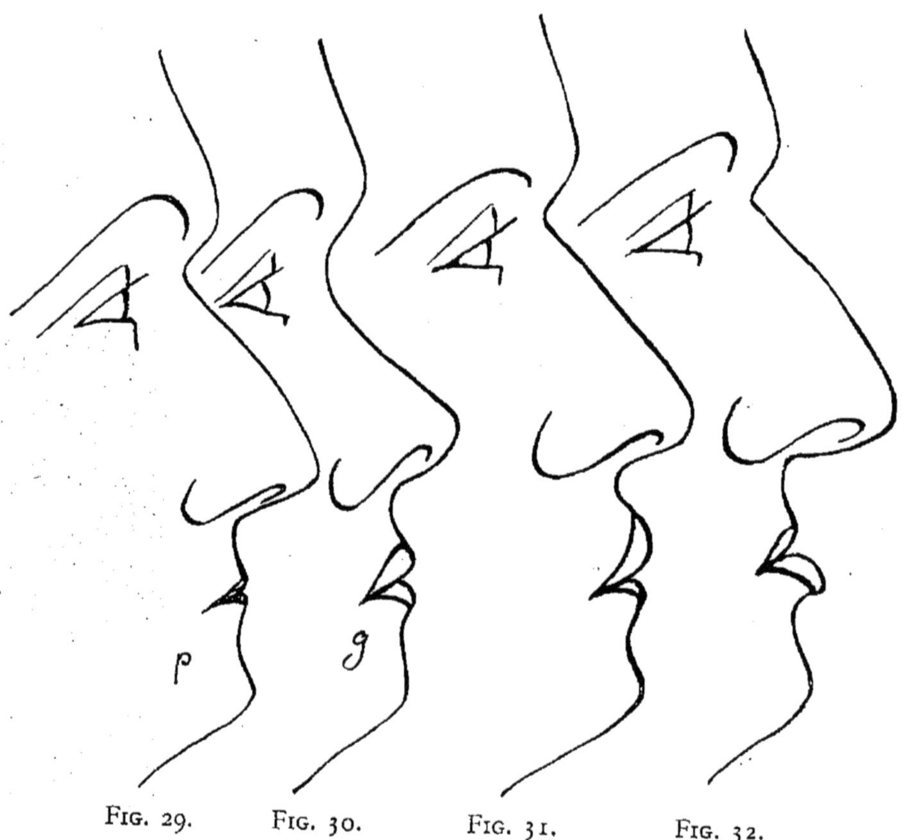

Fig. 29.   Fig. 30.   Fig. 31.   Fig. 32.

Sous lèvres **lippues**, nous comprenons des lèvres à épaisseur grande et dont l'inférieure est pendante (fig. 33).

Sur la face nous noterons :

Le sillon médian accentué. La lèvre supérieure montre toujours sur sa partie médiane une dépression sous forme de sillon plus ou moins accentué. Si cette dépression est très forte, on la désigne par : **sillon médian accentué.**

Les lèvres gercées. La lèvre inférieure ou supérieure peut être le siège de cicatrices d'anciennes gerçures.

Le bec de lièvre. La partie médiane de la lèvre supérieure est coupée par une large cicatrice verticale qui provient d'une opération chirurgicale.

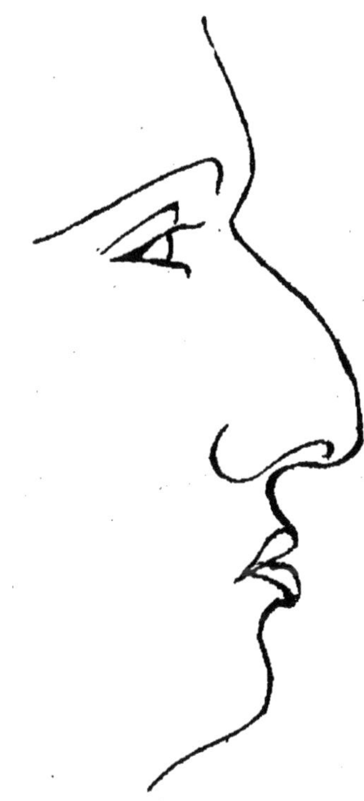

Fig. 33.

La bouche.

La bouche est limitée par les deux lèvres qui forment à leurs deux points de fusion deux angles qu'on appelle : *coins* ou *commissures*. La distance entre les deux coins ou commissures détermine la dimension de la bouche fermée.

La dimension de la bouche peut varier entre petite et grande. Elle n'a de valeur signalétique que si elle est très petite : <u>petite</u>, ou très grande : <u>grande</u> (fig. 34).

L'ouverture de la bouche. Habituellement la bouche en repos est fermée. Si cette fermeture est exagérée, c'est-à-dire si l'individu semble retirer ses lèvres entre les dents et exercer en même temps une forte pression sur elles, on désigne la bouche comme **pincée**. Si, par contre, l'individu tient toujours sa bouche ouverte, on l'appelle : bouche **bée**. Dans ce cas, la lèvre inférieure est ordinairement pendante.

PARTICULARITÉS DE LA BOUCHE

1. **Coins abaissés**. Les deux coins de la bouche sont nettement abaissés. La ligne formée par la rencontre des deux lèvres est à convexité supérieure (fig. 35). Les coins abaissés communiquent à l'ensemble de la figure un air de tristesse bien marqué. Il va

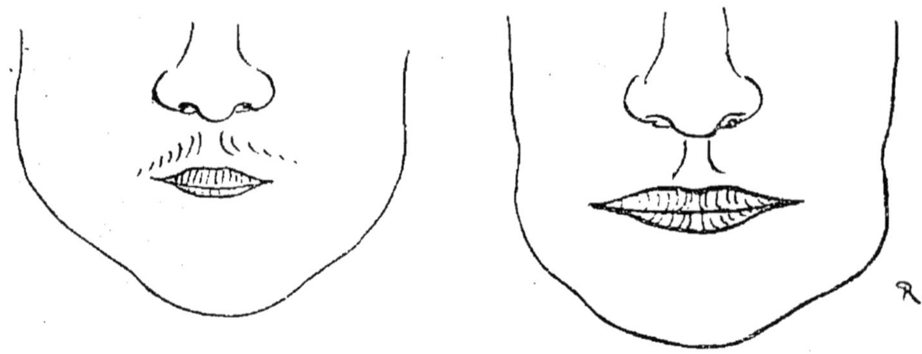

Fig. 34.

sans dire que, pour avoir une valeur signalétique, les coins devront habituellement être abaissés et non pas accidentellement.

2. **Coins relevés**. Les deux coins sont relevés et la ligne formée par la rencontre des deux lèvres est à concavité supérieure. Cette particularité communique à l'ensemble de la figure un air d'hila-

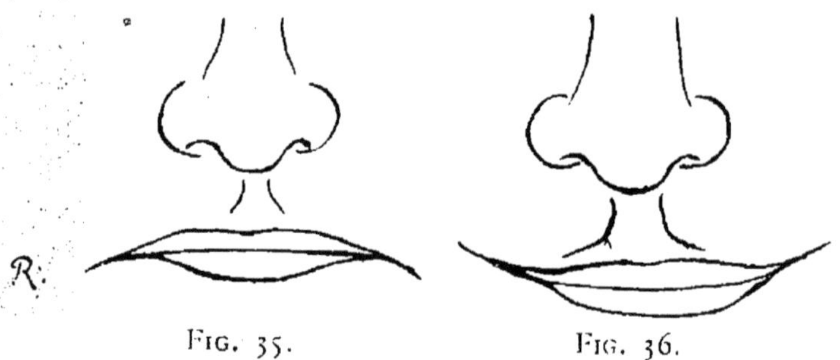

Fig. 35.   Fig. 36.

rité. Même remarque au point de vue de la constance de ce carac-tère que pour les coins abaissés (fig. 36).

3. **Coin droit ou gauche abaissé**. L'un des coins est dans la posi-tion normale, c'est-à-dire à peu près horizontal, l'autre est abaissé.

Toute la bouche peut être déviée de l'horizontalité, et nous aurons alors :

4. **Bouche oblique à gauche.**

5. **Bouche oblique à droite.**

6. **Bouche en cœur.** La lèvre supérieure est retroussée et ordinairement à sillon médian accentué. Le sillon médian se prolonge un peu sur la lèvre inférieure qui est à bordure grande. La bouche est de petite dimension et à coins relevés (fig. 37).

7. **Incisives découvertes.** Si la lèvre supérieure est pour ainsi dire trop courte et, dans la position de repos, ne touche pas la lèvre inférieure, on aperçoit distinctement les incisives supérieures. On note cette particularité sous : **incisives découvertes.** Il est à remar-

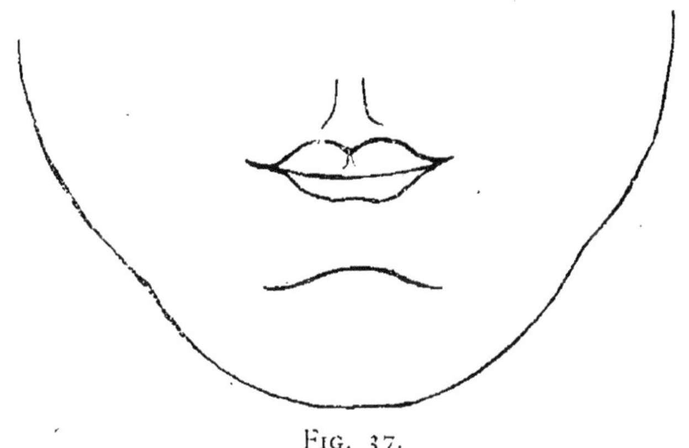

FIG. 37.

quer que la bouche bée qui, comme nous l'avons dit plus haut, est presque toujours combinée avec la lèvre inférieure pendante, ne fait pas, dans la règle, voir les incisives inférieures, et cela à cause de l'ombre portée par la lèvre supérieure, ombre qui cache les incisives.

Perte des incisives : On notera laquelle des incisives manque, par exemple : **perte de la première incisive,** etc.

Le menton.

Nous pouvons diviser le profil du menton en deux parties : la partie supérieure et la partie inférieure (le menton proprement dit). Sur le menton normal, la partie supérieure montre une légère dépression, la partie inférieure une légère saillie. La partie supérieure avec sa dépression forme, en réalité, le bas de la lèvre inférieure; pourtant, nous la comptons ordinairement avec le menton. Nous examinons le menton au point de vue : 1° de son inclinaison

générale ; 2° de ses dimensions ; 3° de la forme de la saillie inférieure, et 4° de ses particularités.

L'inclinaison du menton (fig. 38) peut varier entre : **fuyante —
verticale et saillante.** Chez les mentons fuyants et saillants, la
dépression supérieure est généralement très peu marquée.

La hauteur du menton. La hauteur du menton varie entre
petite — moyenne — grande.

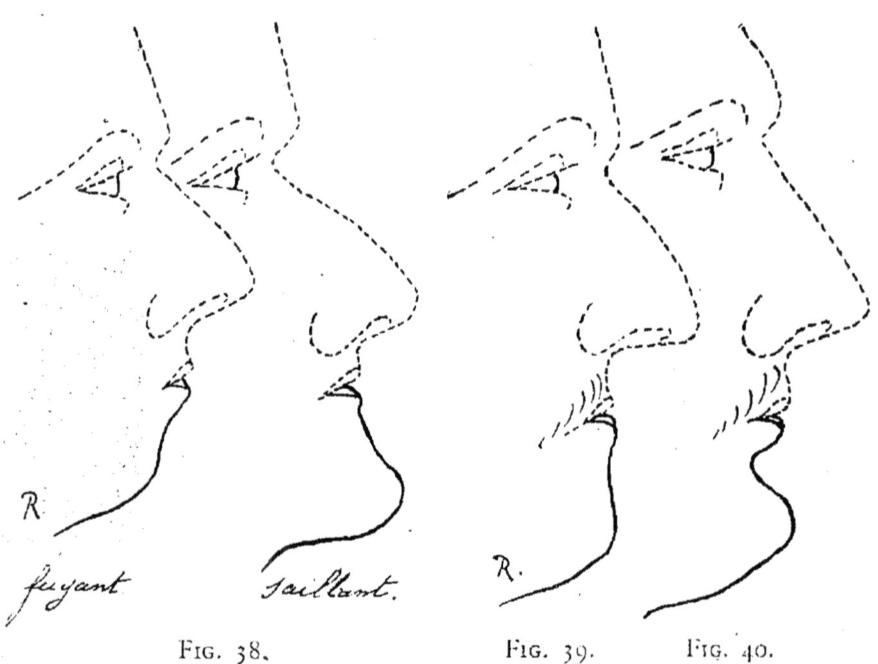

FIG. 38. FIG. 39. FIG. 40.

La largeur du menton. Nous comprenons sous la désignation
« largeur du menton » la largeur de la saillie inférieure. Elle peut
être : **petite — moyenne — grande.**

La forme de la saillie inférieure (profil). On donne à la saillie
inférieure du menton aussi le nom de « houppe ». Si cette saillie
est très petite ou n'existe pas, on désigne ce menton comme
plat (fig. 39). Le profil d'un tel menton plat forme depuis le bord
inférieur de la bordure de la lèvre inférieure jusqu'au bas du
menton une ligne à peu près droite. Un menton à très forte saillie
inférieure combinée avec une dépression supérieure fortement
accentuée est désigné sous le nom de : **menton à houppe** (fig. 40).

Ne pas confondre le menton à houppe avec le menton saillant.

Chez le menton saillant la dépression supérieure est peu accentuée et toute la partie inférieure de la mâchoire portée en avant ; chez le menton à houppe, l'inclinaison générale du menton peut être verticale, mais la dépression supérieure et la saillie inférieure sont très marquées.

PARTICULARITÉS DU MENTON

1. **Menton à fossette.** Sur le milieu de la saillie inférieure est situé une fossette en forme d'un creux régulièrement circulaire et plus ou moins accentué. On trouve cette particularité surtout sur des mentons à houppe.

2. **Menton à fossette allongée.** La fossette est allongée du haut en bas.

3. **Menton bilobé.** La fossette est encore plus allongée, elle contourne le bord inférieur du menton et divise son extrémité en deux.

4. **Sillon sus-mentonnier.** Droit en dessous de la houppe ou saillie du menton se trouve quelquefois un sillon très accentué à convexité supérieure qui sépare très nettement la partie supérieure (bas de la lèvre inférieure) de la partie inférieure du menton. Si ce sillon est très prononcé et d'une longueur de 2 ou 3 cm. environ, on le note sous la dénomination : **sillon sus-mentonnier.**

Contour général du profil.

Nous connaissons maintenant les formes et dimensions des différents éléments composant le profil. Nous allons étudier maintenant l'ensemble de ces éléments et le contour général du profil qui en résulte. Pour plus de facilité, nous diviserons le contour du profil en deux parties distinctes : dans le contour *fronto-nasal*, où nous examinerons seulement le contour du profil du front et du nez ensemble et dans le contour *naso-bucal*, où nous n'envisageons que le profil produit par le nez et la bouche avec les lèvres et le menton.

CONTOUR FRONTO-NASAL

Profil continu. Le nez est à dos rectiligne et à base généralement horizontale. La racine du nez est très petite. L'inclinaison du front prolonge celle du dos du nez. En somme, le contour du profil frontonasal, depuis l'insertion des cheveux jusqu'au bout

du nez, ne forme qu'une seule ligne droite. C'est le profil grec
(fig. 41).

Profil brisé. L'inclinaison du front est verticale ou à peu près.
La racine du nez est petite. Le dos du nez est rectiligne, à base
généralement relevée. La direction du dos du nez forme avec celle
du front un angle très net (fig. 42).

Profil parallèle. L'inclinaison du front est fuyante, plus rarement intermédiaire. La racine du nez est profonde. Le dos du nez

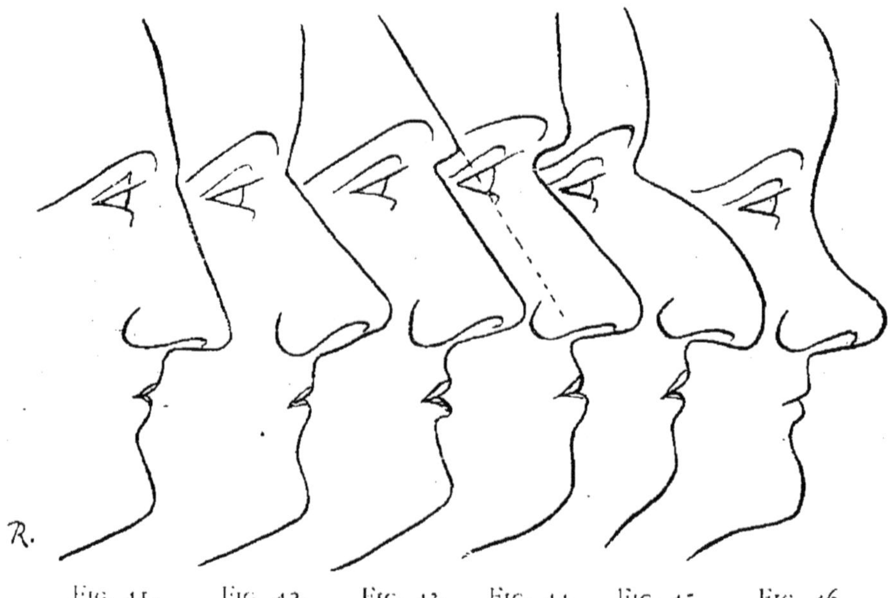

FIG. 41.   FIG. 42.   FIG. 43.   FIG. 44.   FIG. 45.   FIG. 46.

est rectiligne. La ligne du dos du nez est parallèle à la prolonga-
tion de la ligne du profil du front (fig. 43).

Profil anguleux. La direction du front forme avec celle du dos
du nez, qui est rectiligne, un angle bien marqué, mais — et cela
différencie ce profil du profil brisé — la racine du nez est grande
(fig. 44).

Profil arqué. Le front est bombé (ou à profil courbe, voir la
description du front). La racine du nez est intermédiaire, plus
rarement petite ou grande, et le dos du nez est vexe. La base du
nez est généralement abaissée (fig. 45).

Profil ondulé. Le front est bombé ou à profil courbe. Le nez est
à dos cave. La racine du nez est à hauteur grande (fig. 46).

On peut encore citer à cette place :

Le profil semi-lunaire. Le front est fuyant, mais possède de légères bosses frontales, ce qui lui donne une forme générale légère-

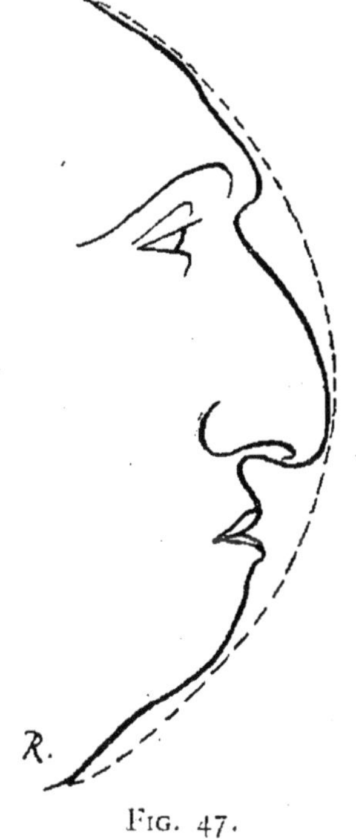

Fig. 47.

ment arquée. Le nez est convexe et le menton fuyant. L'ensemble du profil est tangent à un arc de cercle dont le tragus est le centre (fig. 47).

Contour naso-bucal.

Si nous pouvions fixer, au point le plus profond de la racine du nez des sujets que nous voulons examiner et qui sont dans la position normale, un fil à plomb, nous verrions que chez les uns ce fil touchera successivement les bords extérieurs des deux lèvres et la saillie du menton, chez d'autres il ne touchera que la lèvre supérieure, pendant que la lèvre inférieure se trouvera en arrière du fil à plomb ; chez d'autres encore, les deux lèvres et le menton seront situés en avant du fil à plomb, et chez quelques-uns, enfin, c'est seulement la mâchoire supérieure qui se trouvera en avant, pendant que la mâchoire inférieure est en arrière du fil à plomb. Suivant la situation des mâchoires vis-à-vis du fil à plomb idéal, nous donnerons au contour naso-bucal une dénomination différente.

Prognathe. Mâchoires supérieure et inférieure sont fortement portées en avant (fig. 48) (type des nègres).

Orthognathe. Les deux mâchoires sont sur la même ligne droite (fig. 49). La ligne du profil (à part le nez) est droite et verticale.

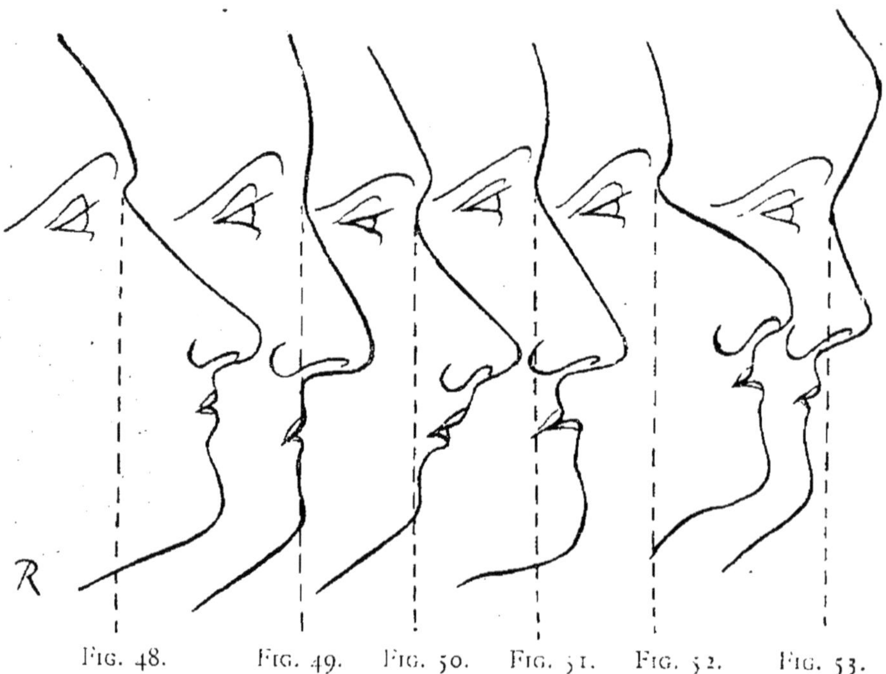

FIG. 48.   FIG. 49.   FIG. 50.   FIG. 51.   FIG. 52.   FIG. 53.

Naso-Prognathe. C'est seulement la mâchoire supérieure qui est portée en avant, la mâchoire inférieure est en retraite, plus rarement sur la ligne droite verticale menée depuis le creux de la racine du nez (fig. 50).

Mâchoire inférieure proéminente. Seulement la mâchoire inférieure est portée en avant (fig. 51).

Prognathe avec mâchoire inférieure proéminente. C'est du prognathisme total combiné avec une mâchoire inférieure proéminente (fig. 52).

Face rentrée en dedans. La ligne générale du profil n'est plus verticale comme chez les orthognates, mais elle devient oblique en dedans. C'est une conformation rare, combinée ordinairement avec de fortes bosses frontales (fig. 53).

PROFIL DU CRANE PROPREMENT DIT

La description de la forme, vue de profil, du crâne, c'est-à-dire
de la boîte crânienne, rentre également dans l'étude du contour
général du profil de la tête. Mais ce ne sont pas les formes

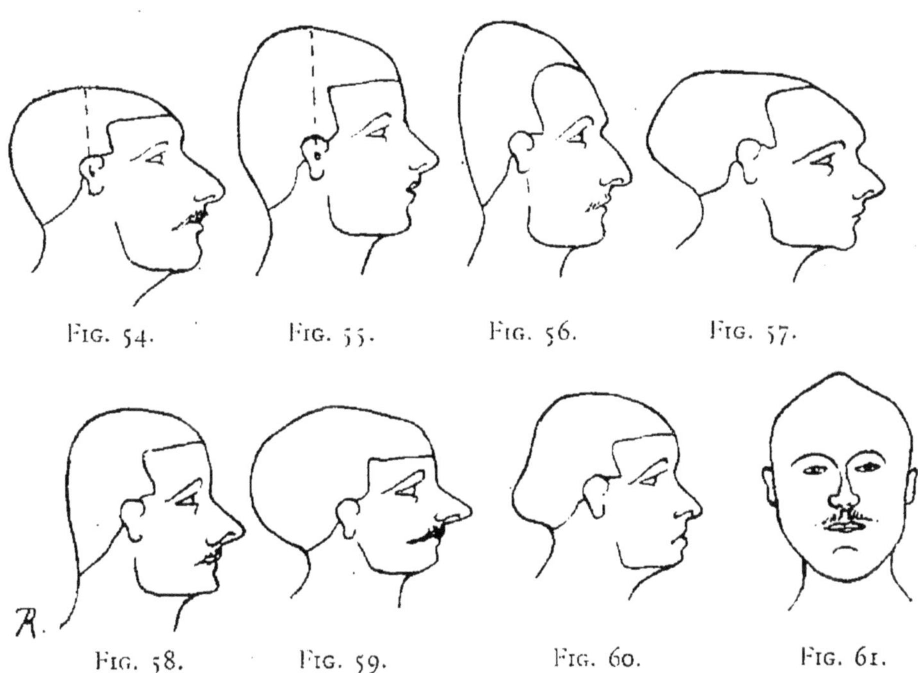

FIG. 54.   FIG. 55.   FIG. 56.   FIG. 57.

FIG. 58.   FIG. 59.   FIG. 60.   FIG. 61.

normales qui nous intéressent, ce sont les anomalies, autrement
dit les malformations du crâne, qui ont de la valeur signalétique :

1. **Crâne bas.** La hauteur du crâne, depuis le trou auditif jusqu'au sommet, est très petite. Le crâne est aplati. Il va sans dire
que nous ne déterminerons pas cette hauteur par mensuration,
mais nous l'apprécierons par comparaison (fig. 54).

2. **Crâne haut.** La distance du trou auditif au sommet du crâne
est très grande (fig. 55).

3. **Tête en bonnet à poil.** La hauteur du crâne est très grande
et combinée avec une longueur de tête (distance entre le creux de
la racine du nez et la partie la plus saillante du derrière de la tête)
très petite. C'est l'acrocéphalie des anthropologistes (fig. 56).

4. **Tête en besace.** Le front est très fuyant et démesurément prolongé. L'occiput est très saillant et la hauteur du crâne petite. C'est généralement une malformation artificielle provoquée par la compression du crâne des nouveau-nés (fig. 57).

5. **Occiput plat.** Le derrière de la tête (occiput) est presque vertical. La longueur de la tête est petite (fig. 58).

6. **Occiput lombé.** L'occiput est saillant (fig. 59).

7. **Bourrelet occipital.** Au bas de l'occiput se forme une véritable bosse en bourrelet (fig. 60).

8. **Tête en carène.** Tout le crâne est allongé. Cet allongement est combiné avec une grande étroitesse du sommet du crâne. Vu d'en haut, la forme du crâne rappelle celle de la carène d'un navire, de là le nom. Les anthropologistes donnent à cette forme le nom de scaphocéphalie. Pour reconnaître la tête en carène, il faut examiner les individus de face (fig. 61).

CONTOUR GÉNÉRAL DE LA FACE

Nous avons vu que le contour général du profil peut présenter des particularités d'une très haute importance signalétique. Le contour de la face, lui aussi, peut se présenter sous des formes dont l'indication s'impose pour faire reconnaître un individu d'après son portrait parlé.

Nous divisons la face en trois plans correspondant aux parties frontale, nasale et bucale du profil : 1. le plan des pariétaux (les os pariétaux limitent latéralement le haut du crâne) ; 2. le plan des zygomes (les zygomes sont la bande osseuse ou arcade qui, de chaque côté du crâne, s'étend de l'os de la pommette jusqu'au dessus du trou auditif) ; 3. le plan des mâchoires (fig. 62).

La forme générale du visage résulte du rapport apparent entre sa hauteur et sa largeur. La hauteur dépend de la hauteur du front, du nez, des lèvres et du menton. La largeur dépend de la largeur du front (plan des pariétaux), de la proéminence ou de l'effacement des pommettes et des zygomes (plan des zygomes) et de l'écartement des angles de la mâchoire inférieure appréciés en dessous de l'oreille (plan des mâchoires).

Il est à recommander que la personne chargée de l'établisse-

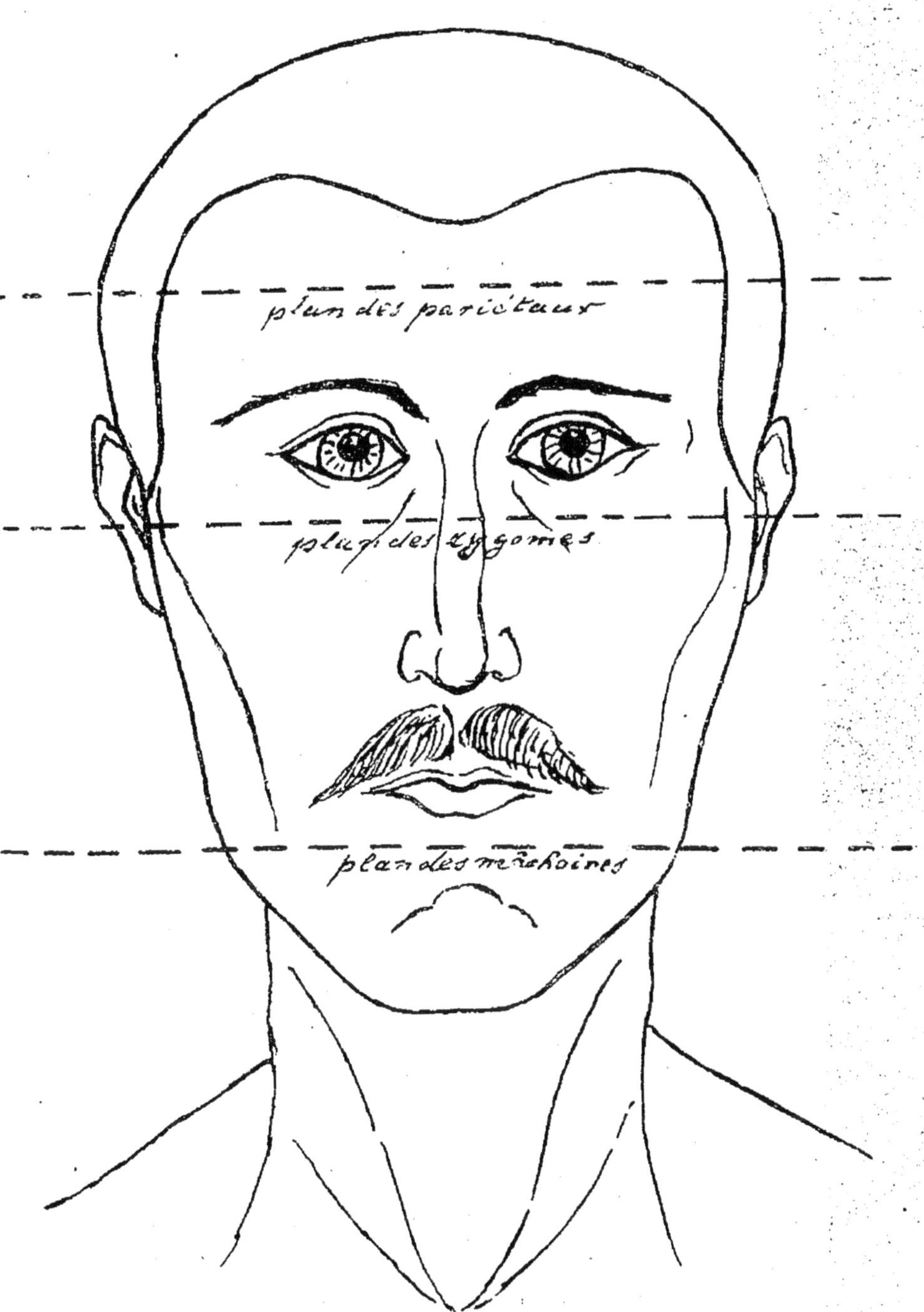

FIG. 62.

ment du « portrait parlé » d'un individu se garde bien de confondre les zygomes avec les pommettes. L'emplacement des zygomes est environ à la hauteur du tragus, un peu en dessous et en arrière de l'angle externe de l'œil. Les pommettes se trouvent en dessous de l'angle externe de l'œil.

Face en pyramide (fig. 63). Le front est étroit et la mâchoire large. Toute la largeur de la face va en diminuant de la mâchoire

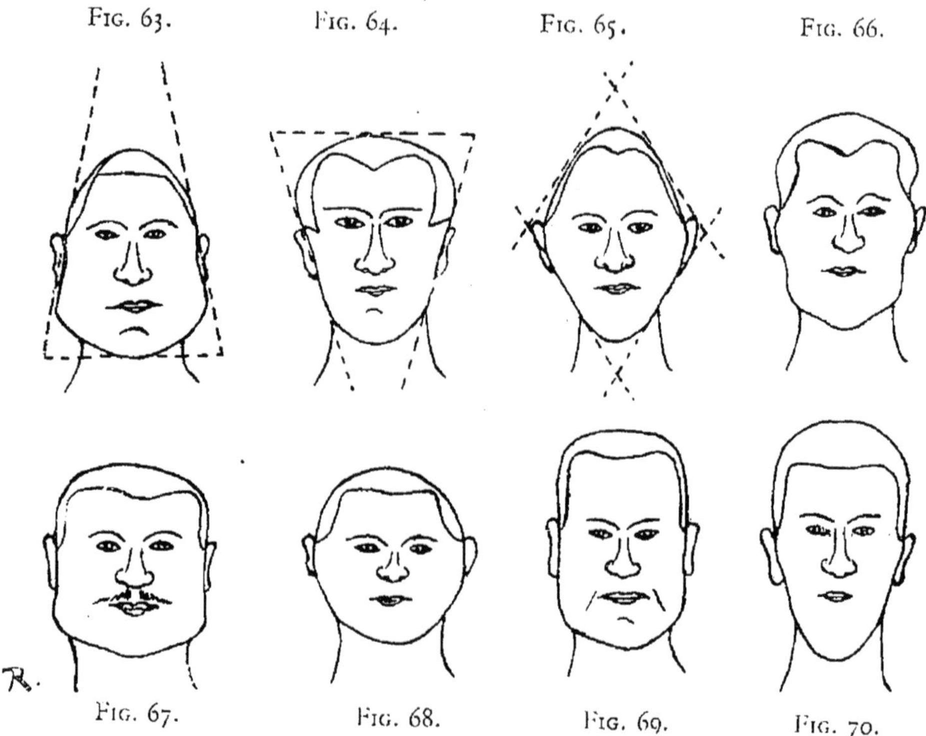

FIG. 63.   FIG. 64.   FIG. 65.   FIG. 66.

FIG. 67.   FIG. 68.   FIG. 69.   FIG. 70.

inférieure au front. Cette tête est appelée également : *tête en pain de sucre*.

Face en toupie (fig. 64) est le type inverse de la tête en pyramide : pariétaux larges, mâchoires étroites.

Face en losange. Les pariétaux et la mâchoire sont étroits. Les zygomes très écartés (fig. 65).

Face biconcave (fig. 66). Entre le plan des pariétaux et celui des zygomes, aux tempes, est une première concavité ; entre le plan des zygomes et celui des mâchoires se trouve une seconde concavité.

Face carrée. Le contour général de la face prend une forme franchement carrée (fig. 67).

Face ronde (fig. 68). Les faces rondes sont ordinairement de dimensions petites.

Face rectangulaire. La face est allongée, mais le plan des pariétaux et celui des mâchoires sont de largeur égale (fig. 69).

Face longue. La face est très allongée, mais le plan des mâchoires est plus étroit que celui des pariétaux, sans toutefois atteindre l'étroitesse de la mâchoire d'une face à toupie (fig. 70).

Face à pariétaux écartés. Le bas du visage est de largeur normale, seulement les pariétaux sont très écartés (fig. 71).

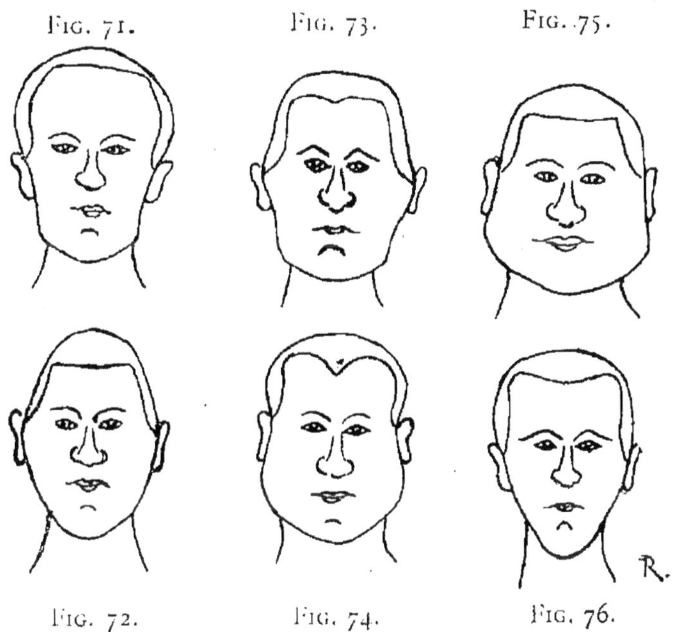

FIG. 71.   FIG. 73.   FIG. 75.

FIG. 72.   FIG. 74.   FIG. 76.

Face à pariétaux rapprochés. Le bas du visage est de largeur normale, seulement les pariétaux sont très rapprochés (fig. 72).

Face à zygomes écartés. Les zygomes seuls sont très écartés (fig. 73) et forment une saillie.

Face à zygomes rapprochés. Les zygomes seuls sont très rapprochés et forment une concavité (fig. 74).

Face à mâchoires écartées (fig. 75). Les angles de la mâchoire inférieure appréciés en dessous des oreilles sont très écartés.

Face à mâchoires rapprochées est l'inverse de la forme précédente (fig. 76).

Face pleine. C'est une face grosse ou « bien en chair ».

Face osseuse. Face très maigre où toutes les parties osseuses font saillie.

Assymétrie de la face. Dans un visage normal les yeux, les différents éléments des deux oreilles, les deux commissures de la bouche se trouvent dans le même plan horizontal respectif. Mais il y a des visages où une moitié (en sens vertical) est plus grande que l'autre. Il en résulte que les yeux, les oreilles, les commissures de la bouche ne se trouvent plus dans le même plan horizontal, mais sur une ligne de direction oblique descendante ou ascendante. Suivant que la direction de cette ligne va en descen-

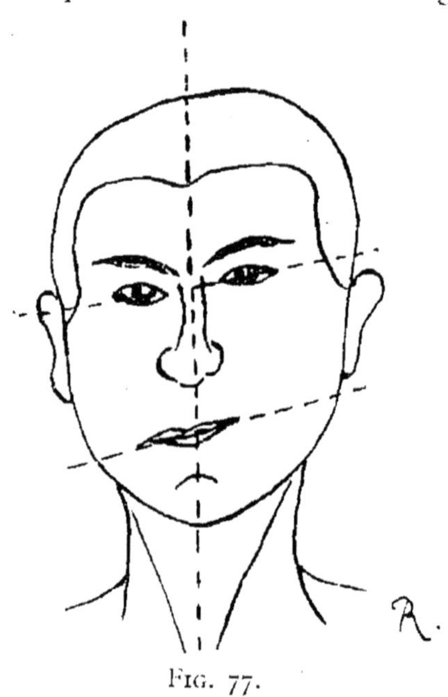

Fig. 77.

dant vers le côté droit ou gauche, nous parlerons de **l'assymétrie à droite** et de **l'assymétrie à gauche.** Avec l'assymétrie de la face se combine tout naturellement une bouche oblique à droite ou à gauche et très souvent une déviation du dos ou du bout du nez (fig. 77).

Face à pommettes saillantes. Les pommettes sont très saillantes.

Flaccidité des chairs de la face. Les chairs sont molles et tombent. Ce sont les *joues tombantes* du langage ordinaire. Ajoutons que certains contours généraux de la face sont souvent sujets à des modifications pendant la vie. Ainsi la chute des cheveux semble allonger la face, la perte des incisives la raccourcit. L'état de santé de l'individu peut également, par la plus ou moins grande abondance de la chair et de la graisse dans la figure, rendre plus ou moins visibles certaines formes caractéristiques de la face. Aussi recherchera-t-on surtout les contours stables de la face, c'est-à-dire les formes restant toujours visibles. Les contours stables sont : Face en pyramide, en losange, en toupie, bi-concave, carrée, ronde, rectangulaire. Ecartement ou rapprochement des pariétaux, zygomes et mâchoires, saillie des pommettes et surtout l'assymétrie de la face.

LES SOURCILS

Les sourcils jouent un rôle très important dans l'expression générale de la physionomie, vue de face. L'extrémité interne du sourcil est dénommé : *tête du sourcil;* l'extrémité externe : *queue du sourcil.* Sous la dénomination : sourcils, nous entendons seulement le fuseau poilu et non pas l'arcade osseuse avec le fuseau poilu. L'implantation du sourcil ne correspond pas d'ailleurs exactement au relief de l'arcade. La tête du sourcil est très souvent plus bas que l'arcade osseuse, la queue plus haut.

Nous étudierons les sourcils au point de vue : 1. de l'emplacement, 2. de leur direction, 3. de leur forme, 4. de leurs dimensions en hauteur et en largeur, et 5. de leurs particularités.

Emplacement des sourcils.

Rapprochés. Les deux têtes des sourcils sont rapprochées (fig. 78).

Ecartés. La distance entre les deux têtes est relativement grande (fig. 79).

Sourcils bas. La distance du milieu des sourcils au centre du globe oculaire est petite. Cet emplacement des sourcils donne à l'ensemble de la figure une expression sombre (fig. 79).

Sourcils hauts. La distance du milieu des sourcils au centre du globe oculaire est grande. Les sourcils hauts communiquent à la figure une expression d'étonnement (fig. 78).

Direction des sourcils.

Sourcils obliques internes. La direction générale de l'ensemble des sourcils descend du haut en bas vers la racine du nez (fig. 80).

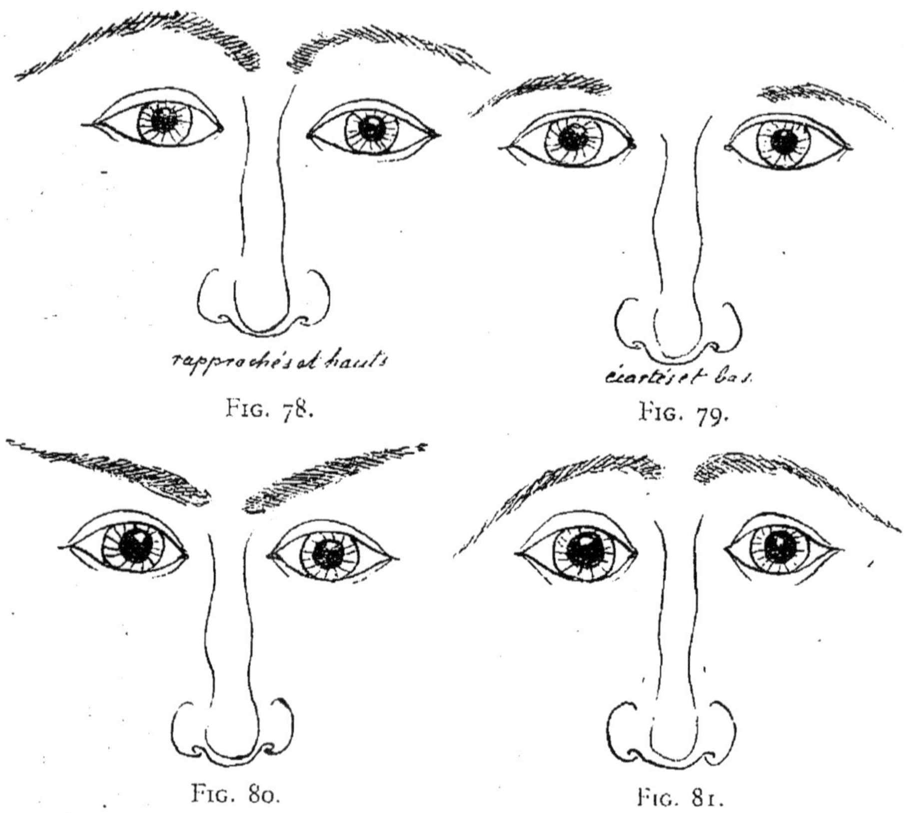

FIG. 78.

FIG. 79.

FIG. 80.

FIG. 81.

Sourcils obliques externes. La direction générale de l'ensemble des sourcils descend du haut en bas vers les angles externes des yeux (fig. 81).

Forme des sourcils.

Sourcils arqués. L'ensemble des sourcils décrit une ligne à convexité supérieure (fig. 82).

Sourcils rectilignes. L'ensemble des sourcils décrit une ligne franchement rectiligne dont la direction peut être horizontale ou oblique.

Sourcils sinueux. La ligne décrite par l'ensemble des sourcils est sinueuse (fig. 83).

Il est à noter que les qualificatifs : haut, bas, rapproché, écarté, arqué et rectiligne ne se rapportent qu'à l'implantation du sourcil à l'état de repos. Si la forme ou l'emplacement des sourcils est dû à une contraction musculaire plus ou moins habituelle, on

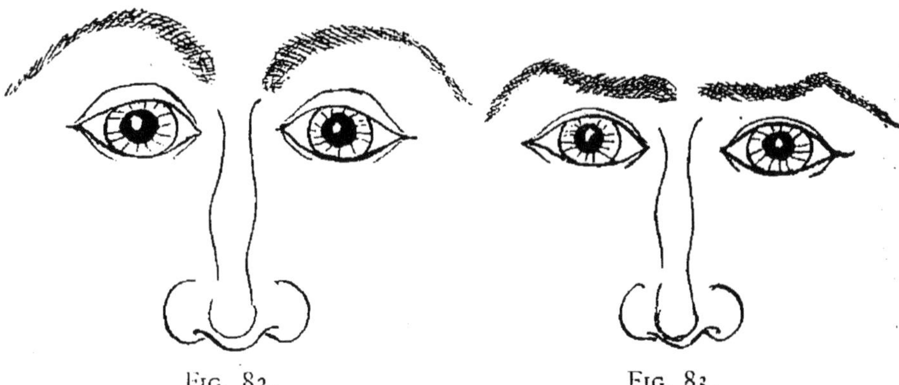

FIG. 82.   FIG. 83.

désigne cette particularité par élèvement ou abaissement nerveux des sourcils, **rapprochement** ou **écartement nerveux des sourcils**. L'élévation nerveuse des sourcils accentue les rides horizontales du front, le rapprochement et l'abaissement les rides inter-sourcilières (voir rides).

Dimensions des sourcils.

Sourcils courts. Les dimensions *en longueur* des sourcils sont petites.

Sourcils longs. Les dimensions *en longueur* des sourcils sont grandes.

Sourcils étroits. Les dimensions *en hauteur* (ou l'épaisseur) sont petites. L'étroitesse des sourcils est absolument indépendante des dimensions en largeur des sourcils.

Sourcils larges. L'épaisseur des sourcils est grande.

Particularités des sourcils.

Sourcils clairsemés. Le nombre des poils formant le fuseau poilu est très restreint et, si la nuance des poils est très claire, les sourcils paraissent manquer totalement.

Sourcils fournis. Le nombre des poils est très grand.

Sourcils réunis. Les têtes de deux sourcils se réunissent par un tourbillon de poils sur la racine du nez (fig. 84).

Sourcils à maximum en queue. Pendant que chez la plupart des sourcils l'épaisseur est plus grande à la tête qu'à la queue, dans les sourcils à maximum à queue la plus grande épaisseur se trouve à la queue des sourcils.

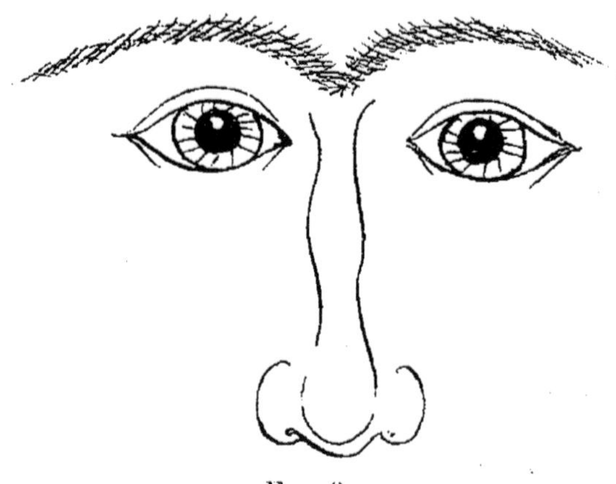

Fig. 84.

Sourcils en brosse. Ce sont généralement des sourcils fournis, à poils très durs et d'une grande épaisseur. La direction de ces poils est droite avec une légère courbure à l'extrémité. Se rencontrent surtout chez des individus âgés.

Sourcils noirs et barbe blanche. La particularité observée chez certains vieillards de posséder des cheveux et une barbe blanche, pendant que les poils des sourcils ont gardé leur nuance foncée primitive est également à noter parmi les particularités des sourcils.

LES PAUPIÈRES

Les paupières sont les deux bandes, en parties mobiles, qui entourent le globe de l'œil et qui se rejoignent et se fondent des deux côtés de l'iris pour former l'angle interne de l'œil vers la racine du nez et l'angle externe de l'œil du côté opposé. Le bord libre de la paupière supérieure et celui de la paupière inférieure sont couverts de poils courts mais assez épais : *les cils*. Ces bords sont appelés *bords ciliaires*. Pour pouvoir donner une description des paupières nous devons étudier : 1. la dimension et le degré de leur ouverture. 2. la direction générale de cette ouverture. 3. le modelé de la paupière supérieure. 4. leurs particularités, parmi lesquelles nous comptons aussi le modelé de la paupière inférieure.

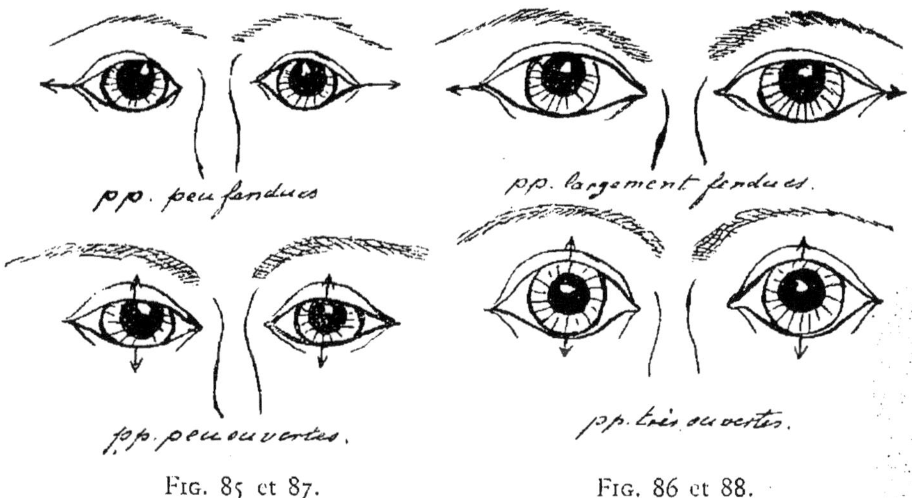

FIG. 85 et 87.

FIG. 86 et 88.

L'ouverture des paupières.

L'ouverture des paupières est examinée au point de vue de la dimension horizontale de la fente, à travers laquelle nous voyons le globe oculaire (la fente palpébrale), et au point de vue de l'ouverture verticale de cette fente, autrement dit au point de vue du degré de l'écartement de la paupière supérieure de l'inférieure à l'état de repos. La fente palpébrale change de dimensions horizontalement et verticalement d'un individu à l'autre. Cela fait croire au public que la grandeur du globe oculaire varie d'un sujet à l'autre. En réalité les globes oculaires sont chez tous sensiblement de la même grandeur. Ce sont donc les dimensions horizontales et verticales de l'ouverture des paupières, autrement dit les dimensions horizontales et verticales de la fente palpébrale, qui nous font appeler tel œil grand, tel autre petit.

Ouverture horizontale de la fente. Nous distinguons ici, à côté de la fente normale, les paupières **peu fendues** et les paupières **largement fendues** (fig. 85 et 86).

Ouverture verticale (fig. 87 et 88). Les paupières **peu ouvertes** ne laissent entrevoir que peu du globe oculaire ; les paupières **très ouvertes,** par contre, font visible l'iris de l'œil en entier ou à peu près.

Ajoutons que ouverture horizontale et ouverture verticale sont absolument indépendantes l'une de l'autre.

Inclinaison de la fente palpébrale.

Si l'angle externe de l'œil est plus haut que l'angle interne la direction générale de la fente prend une inclinaison oblique in-

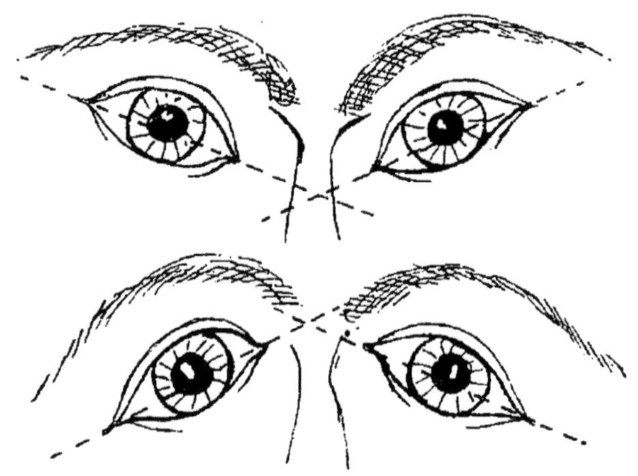

FIG. 89 et 90.

terne (considérée du haut en bas). On dénomme cette ouverture des paupières : **à angle externe relevé** (fig. 89). Ces paupières, les yeux obliques du public, sont la règle chez la race mongole (Chinois, Japonais). Si l'angle externe de l'œil est plus bas, et la direction générale de la fente, par conséquent, oblique externe, la fente palpébrale est à **angle externe abaissé** (fig. 90).

Modelé de la paupière supérieure.

La paupière supérieure s'étend de son bord libre garni de cils jusqu'aux sourcils. On peut la considérer comme composée de deux bandes superposées. La première est mobile et à bord libre, garni de cils, l'autre est au-dessus de la première et fixe. Si l'œil est ouvert, la première bande se replie plus ou moins sous la seconde bande fixe.

Paupière supérieure recouverte. Si le sujet regarde droit devant lui la bande fixe de la paupière couvre entièrement la partie mobile (fig. 91).

Paupière supérieure découverte. La partie mobile est très visible (fig. 92).

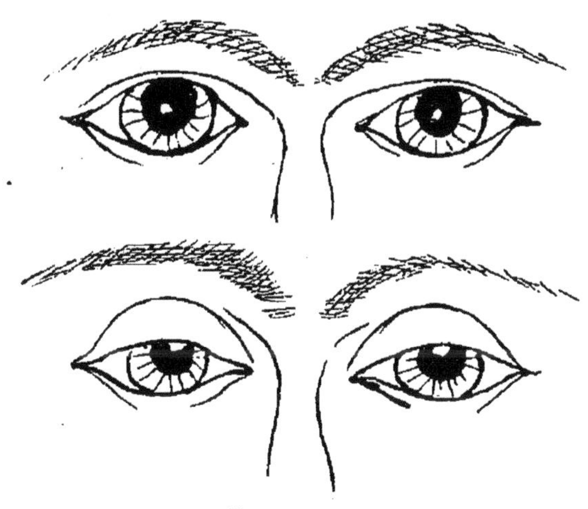

FIG. 91 et 92.

Particularités des paupières.

Débordement entier des paupières supérieures.
La partie fixe de la paupière supérieure forme une espèce de boursouflure tombant en avant. Ce débordement cache, lorsque l'œil est grand ouvert, la partie mobile de la paupière.

Paupières rentrantes. La paupière supérieure suit d'abord le bord osseux de l'orbite pour suivre ensuite le modelé (surface) du globe oculaire. Comme nous verrons plus tard, cette particularité des paupières est toujours combinée avec une excavation des orbites plus ou moins forte.

Débordement externe des paupières supérieures. Le débordement n'est pas entier mais se produit seulement sur le côté de l'angle externe de l'œil (fig. 93).

Le même débordement partiel peut naturellement aussi se produire du côté de l'angle interne de l'œil. C'est alors le **débordement interne des paupières supérieures.** Pourtant cette forme est beaucoup plus rare que la première.

Paupière supérieure droite ou gauche tombante. L'ouverture verticale de l'œil droit est plus petite que celle de l'œil gauche ou vice-versa. Cette différence d'ouverture est provoquée par un abaissement habituel de l'une ou de l'autre des paupières supérieures.

Yeux bridés. La partie mobile et découverte de la paupière

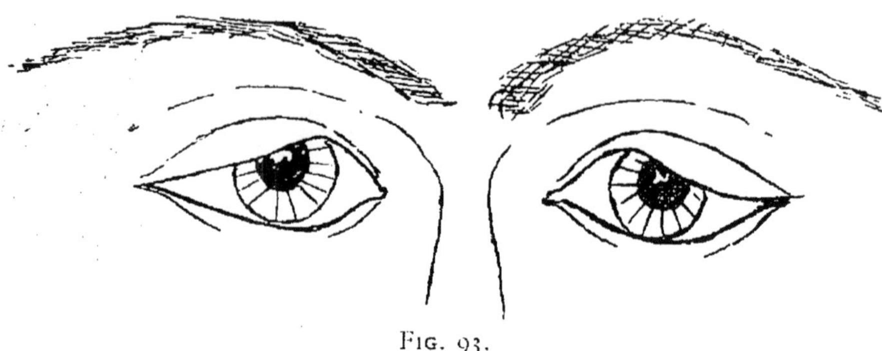

FIG. 93.

supérieure possède la forme d'un demi-croissant qui, au lieu de se terminer en pointe extérieurement et intérieurement s'élargit régulièrement de l'angle interne à l'angle externe. Les yeux des Chinois et des Japonais montrent toujours cette particularité.

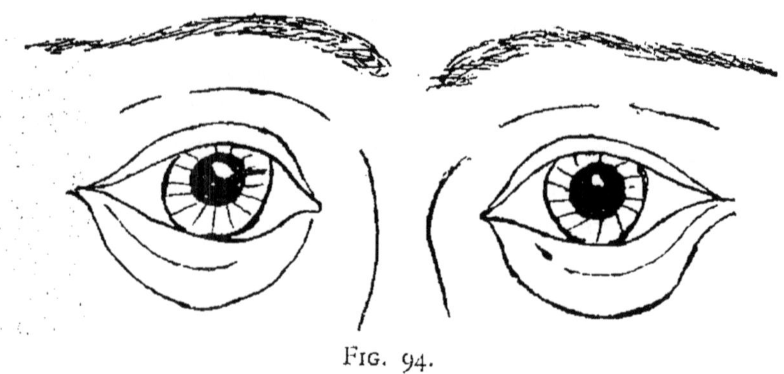

FIG. 94.

Paupière inférieure à bourrelet. Tout le bord libre de la paupière inférieure est contourné par un léger bourrelet de quelques millimètres d'épaisseur.

Paupière inférieure à poche. — Toute la paupière inférieure est gonflée et affaissée. Elle forme généralement plusieurs plis concentriques (fig. 94).

Paupière inférieure à rides. La paupière inférieure est couverte de multiples rides.

Paupières chassieuses. L'ouverture de la fente est très petite par suite d'une inflammation chronique des paupières. Les bords ciliaires sont gonflés et très rouges.

Paupières larmoyantes. Les bords ciliaires des paupières inférieures sont gonflés et rouges, comme si l'individu venait de verser des larmes abondantes.

Paupières inférieures renversées. Les paupières inférieures sont renversées en dehors. La muqueuse interne, plus ou moins injectée de sang, est largement visible.

Les cils implantés sur le bord libre de leurs paupières peuvent être **très longs** ou **très courts, très abondants** ou **très rares.** On trouve même des paupières où ils manquent totalement.

Observation importante pour l'étude des paupières : Les paupières devront être examinées le sujet se tenant debout, la tête droite et regardant horizontalement devant lui.

LES GLOBES OCULAIRES

Les globes oculaires sont logés dans des cavités osseuses qu'on appelle *les orbites.* Nous ne voyons qu'une très petite partie de la surface des globes à travers la fente des paupières. Comme nous avons dit plus haut, le degré de l'ouverture horizontale et verticale de la fente palpébrale nous fait paraître le globe petit ou grand. En réalité les variations de dimension du globe sont très minimes puisqu'on a trouvé que le diamètre du plus petit globe oculaire n'est que 2 mm. plus petit que le diamètre du plus grand globe oculaire. Mais si les globes ne varient pas sensiblement d'un individu à l'autre au point de vue de leurs dimensions, leur position dans l'orbite diffère souvent. Cette position du globe dans l'orbite est appelée : **saillie du globe.**

Si les globes sont très enfoncés dans l'orbite on les désigne sous : **yeux enfoncés** (fig. 95). Les yeux enfoncés nous paraissent souvent petits parce que les bords osseux supérieurs des orbites. en cachent une partie. Les globes à fleur de tête sont appelés : **yeux saillants** (fig. 96).

Particularités des globes oculaires.

Si nous nous imaginons chaque globe oculaire traversé par un axe qui passe par le centre de la pupille et si nous prolongeons mentalement ces axes en avant, nous constaterons que les axes des deux globes oculaires sont absolument parallèles chez la plupart des individus. Chez certaines personnes ils se croisent (con-

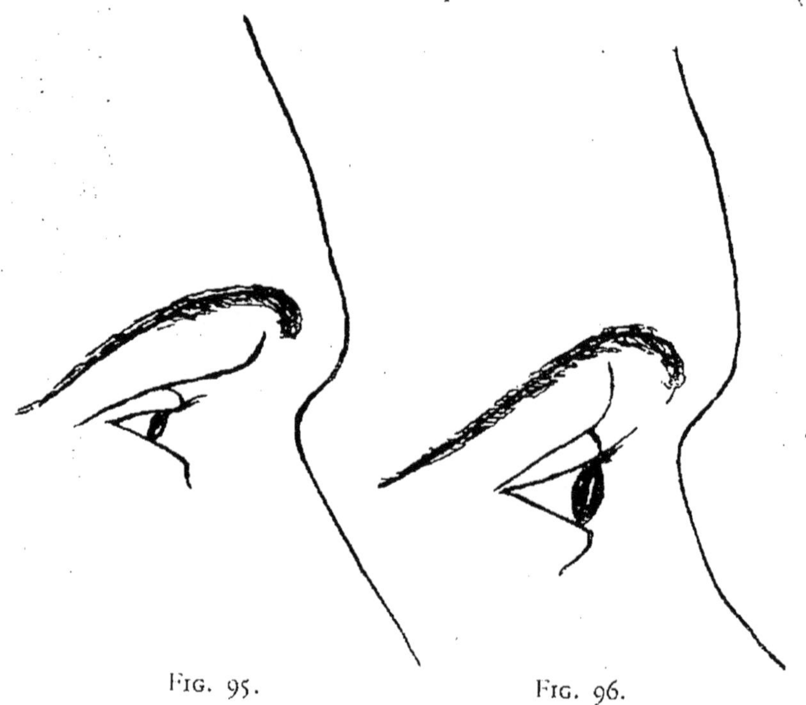

FIG. 95.   FIG. 96.

vergent) ou suivent une direction opposée (divergent). Nous observons alors chez ces individus que l'iris d'un œil où les iris des deux yeux ne sont plus situés au milieu de l'ouverture horizontale de la fente palpébrale, mais se rapprochent du coin intérieur ou extérieur de la fente. Nous disons alors que l'individu « louche ». C'est une infirmité dont le nom scientifique est **le strabisme.**

Nous distinguons quatre différentes variétés de strabisme :

1. **Strabisme droit ou gauche convergent.** L'iris d'un œil, droit ou gauche, est dévié vers le coin interne de l'œil pendant que l'iris de l'autre œil est dans la position normale (fig. 97).

2. **Strabisme droit ou gauche divergent.** L'iris d'un œil, droit ou gauche, est dévié vers le coin externe de l'œil (fig. 98).

3. **Strabisme double convergent**. Les deux iris sont déviés vers les coins internes des yeux (fig. 99).

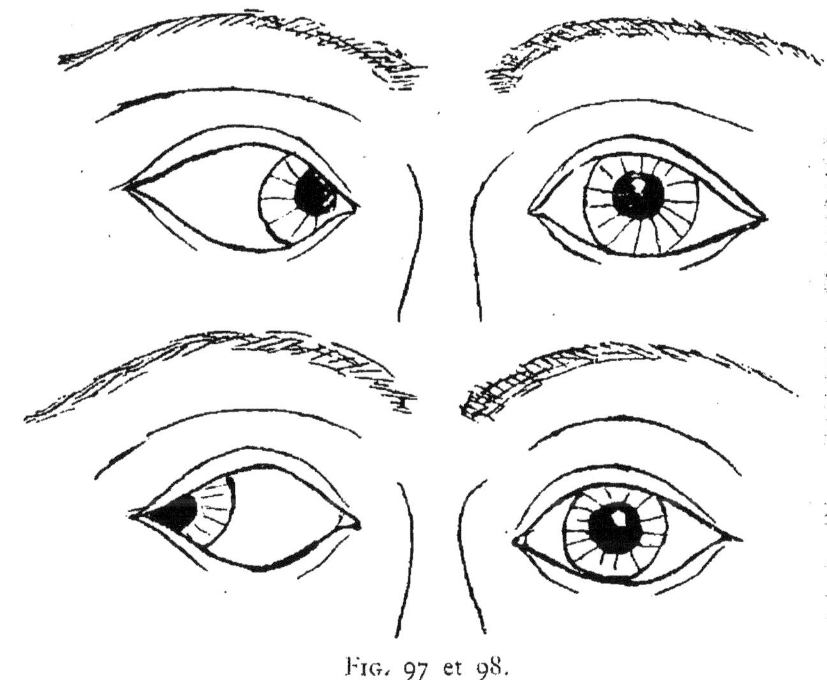

FIG. 97 et 98.

4. **Strabisme double divergent**. Les deux iris sont déviés vers les coins externes des yeux (fig. 100).

Iris relevé. L'iris, au lieu d'être recouvert en partie par la paupière inférieure, en est séparé par une bande plus ou moins large du blanc de l'œil (sclérotique) (fig. 101). L'iris relevé rend le regard terne.

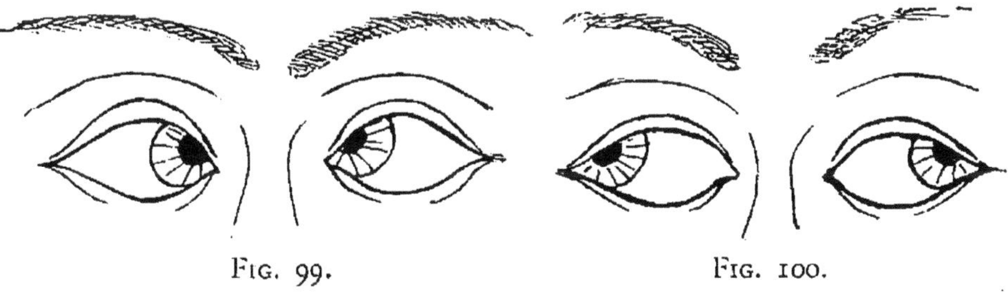

FIG. 99.　　　　　FIG. 100.

du blanc de l'œil (sclérotique) (fig. 101). L'iris relevé rend le regard terne.

Iris abaissé. C'est l'inverse de l'iris relevé. L'iris est séparé de la paupière supérieure par une bande plus ou moins large du blanc.

de l'œil (fig. 102). L'iris abaissé donne au regard l'expression de la colère.

L'iris relevé et l'iris abaissé ne sont en somme qu'une espèce de strabisme vertical.

Interoculaire petit. L'intervalle qui sépare un œil de l'autre est exagérément petit.

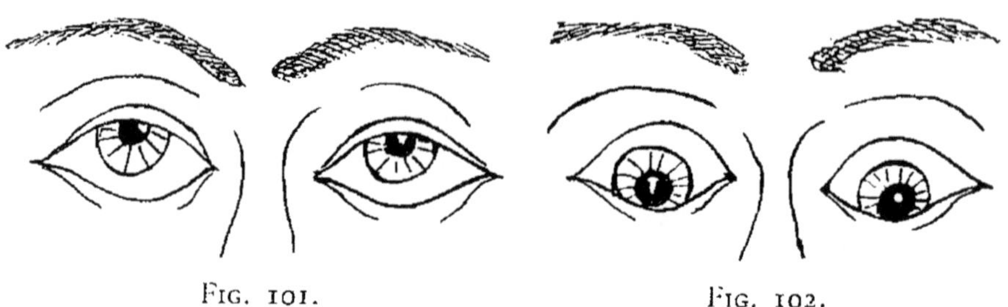

FIG. 101.   FIG. 102.

Interoculaire grand. Ce même intervalle est très grand. Ne pas confondre l'interoculaire avec la largeur de la racine du nez. Cette dernière ne vise que la largeur du dos de la racine du nez ; l'interoculaire est la distance de l'angle interne de l'œil droit à l'angle interne de l'œil gauche.

LES ORBITES

Les orbites sont les cavités osseuses dans lesquelles sont logés les globes oculaires. Leur conformation est en relation intime avec la forme soit du globe oculaire, soit des paupières ou des sourcils.

Orbites basses. La hauteur de l'ouverture osseuse est petite.

Orbites hautes. La hauteur de l'ouverture osseuse est grande.

Orbites excavées. Le globe est relativement enfoncé, la paupière supérieure très rentrante. Cette particularité se trouve surtout chez les personnes âgées ou maladives.

Orbites pleines. Le globe est plus ou moins à fleur de tête (saillant), la paupière supérieure saillante.

LE COU

Le cou, quoiqu'il ne fasse pas partie de la figure, doit être compris dans le portrait parlé. Nous l'examinerons donc également au point de vue de ses dimensions (en laissant de côté les dimensions moyennes) et de ses particularités qui sont du reste fort peu nombreuses.

DIMENSIONS DU COU

Cou court. La tête semble enfoncée dans les épaules.

Cou long. La longueur du cou est exagérée.

Cou mince. La largeur du cou est de beaucoup inférieure à celle de l'écartement des angles de la mâchoire inférieure apprécié en dessous des oreilles.

Cou large. Le cou a à peu près la même largeur que l'écartement des angles de la mâchoire inférieure.

PARTICULARITÉS DU COU

Larynx saillant. Le larynx saillant est une particularité bien connue et appelée habituellement la proéminence de la pomme d'Adam.

Le goître, qui peut se trouver sur le côté gauche, droit ou sur toute la face antérieure du cou.

LES RIDES

Les rides se répartissent en trois groupes : 1° les rides du front; 2° les rides situées autour des yeux, et 3° les rides situées autour de la bouche.

Rides frontales.

Ride unique totale. Toute la largeur du front est traversée par une seule ride bien prononcée (fig. 103).

Ride unique médiane. Une seule ride se trouve sur la partie médiane du front (fig. 104).

Ride double. Deux rides plus ou moins parallèles traversent le front horizontalement. La distance qui sépare les deux rides est généralement plus considérable sur la partie médiane du front que sur les parties latérales (fig. 105).

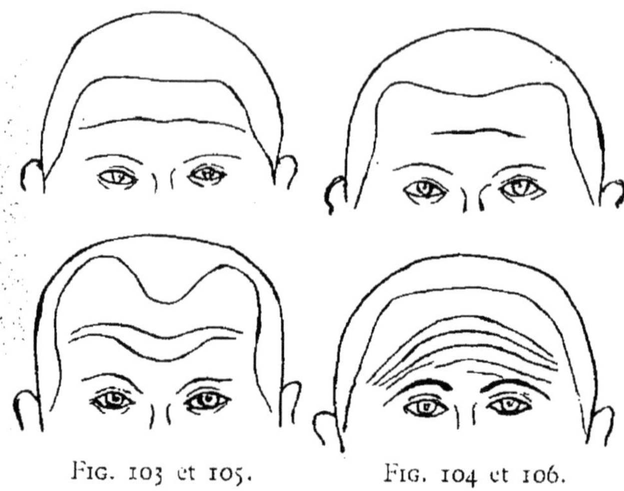

FIG. 103 et 105.   FIG. 104 et 106.

Rides multiples. Toute la hauteur du front est couverte de multiples rides plus ou moins horizontales (fig. 106).

Rides oculaires.

La ride intersourcilière verticale médiane est située au milieu de la racine du nez. Cette ride se prolonge, verticalement, quelquefois jusqu'au milieu du front (fig. 107).

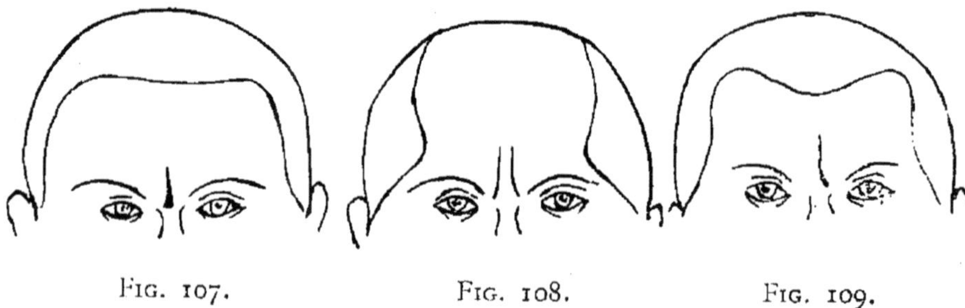

FIG. 107.   FIG. 108.   FIG. 109.

Ride intersourcilière verticale double. De chaque côté de la base de la racine du nez une ride verticale prend naissance, qui se prolonge plus ou moins sur le front (fig. 108).

Ride intersourcilière unilatérale gauche ou droite. Même situation que les précédentes, mais seulement un seul sillon du côté gauche ou droit (fig. 109).

Ride intersourcilière oblique droite ou gauche. Même situation que les précédentes, mais la direction est oblique au lieu d'être verticale.

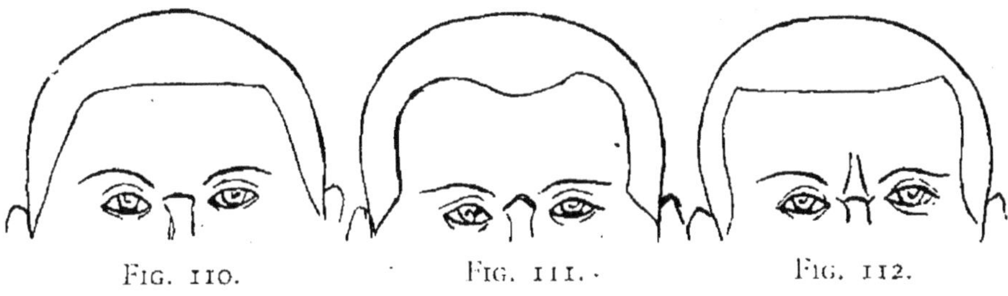

FIG. 110.   FIG. 111.   FIG. 112.

Sillon horizontal de la racine du nez. La largeur de la racine du nez est traversée par un sillon horizontal (fig. 110).

Circonflexe intersourcilier. Deux rides intersourcilières obliques à droite et à gauche qui se rencontrent au milieu de la base de la

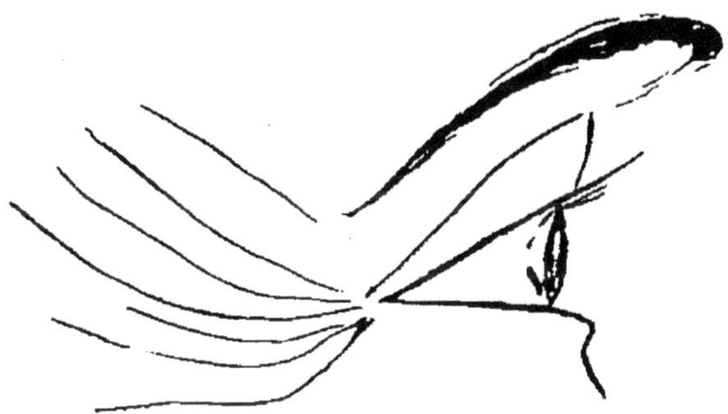

FIG. 113.

racine du nez, et forment ainsi un sillon unique ayant l'apparence d'un circonflexe (fig. 111).

Triangle intersourcilier. Circonflexe intersourcilier, dont l'angle est ordinairement situé plus haut que celui du circonflexe inter-sourcilier simple, combiné avec un sillon horizontal de la racine du nez (fig. 112).

Rides temporales. Rides en éventail partant de l'angle externe de l'œil (la patte d'oie du langage ordinaire). Certaines personnes peuvent provoquer ces rides temporales, qui n'existent ordinairement pas chez elles, par une contraction de muscles. Bien examiner donc, si ces rides existent habituellement, ou si elles sont seulement provoquées pour tromper l'examinateur ! Cette observation peut du reste s'appliquer également pour la plupart des rides (fig. 113).

Ride tragienne unique. La ride tragienne est un sillon long de

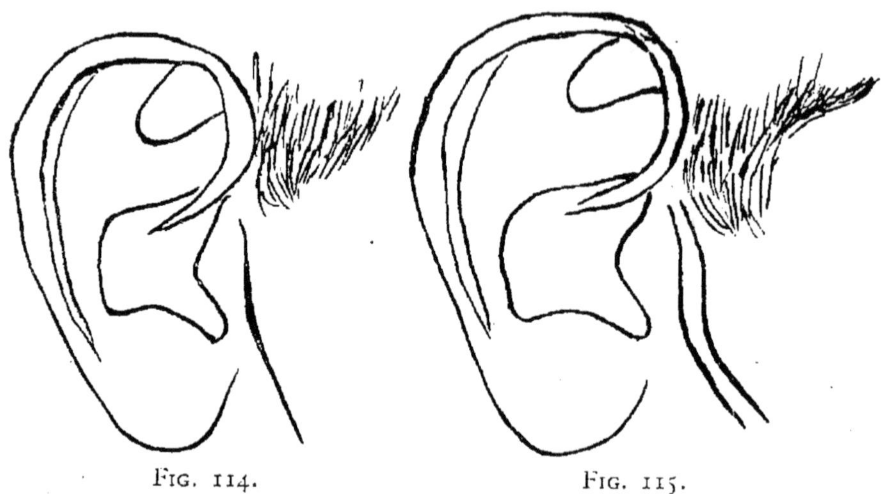

FIG. 114. FIG. 115.

2 à 3 cm., et à peu près parallèle au contour du tragus dont elle est distante d'environ 1 cm. Cette ride ne se forme généralement qu'après la 35me année (fig. 114).

Ride tragienne double (fig. 115).

Rides bucales.

Sillon naso-labial accentué. Le sillon naso-labial descend obliquement des ailes du nez vers les commissures de la bouche (fig. 116).

Sillon jugal. Le sillon jugal se trouve plus en arrière sur la joue que le sillon naso-labial. Il est parallèle à ce dernier, mais descend jusqu'au menton. Le sillon jugal s'observe rarement chez les personnes jeunes (fig. 117).

Sillon sus-mentonnier : a été mentionné avec le menton et rangé parmi les particularités du menton.

Rides verticales du cou. Droit en dessous du menton descendent verticalement au cou deux rides, ou plutôt des plis, jusqu'à la fourchette.

Joues à fossette. On peut mentionner également parmi les rides bucales les fossettes plus ou moins prononcées qui se trouvent, chez certains sujets, environ à 1-2 cm. en arrière des commissures de la bouche.

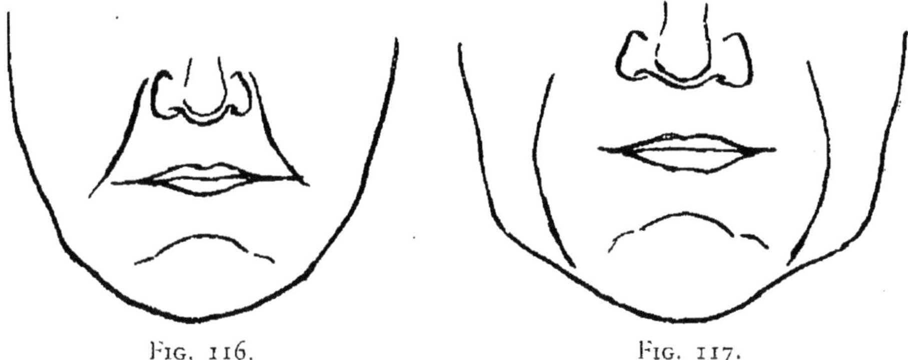

FIG. 116.   FIG. 117.

LES CHEVEUX

Nous examinerons les cheveux au point de vue : 1° de leur nature, c'est-à-dire de leur degré d'ondulation ; 2° du tracé de leur insertion frontale ; 3° de leur abondance ; 4° de leur nuance.

Nature des cheveux.

Les cheveux droits sont des cheveux gros ou fins, raides ou souples, ne décrivant aucune ondulation.

Cheveux ondés. Chaque cheveu décrit une courbe plus ou moins accentuée.

Cheveux bouclés. Vers sa fin, chaque cheveu forme un anneau assez large et souvent incomplet. On devra s'assurer si les boucles sont naturelles ou artificielles. En effet, beaucoup de personnes ont l'habitude de se faire faire des boucles à l'aide d'un fer chaud. Les cheveux bouclés artificiellement diffèrent des cheveux bouclés naturels par le fait que ces cheveux, sur la partie interne de la boucle, sont roussis. Si les cheveux ont une nuance châtain, leur surface, en contact avec le fer chaud, devient légèrement rougeâtre (roux) ; en même temps le cheveu perd sa souplesse et son brillant. Les cheveux bouclés artificiellement reprennent plus ou moins leur forme primitive après deux jours au plus tard.

Les cheveux frisés forment sur toute leur longueur des anneaux plus petits et moins souples que les anneaux de cheveux bouclés.

Cheveux crépus. Les anneaux sont encore plus petits que ceux des cheveux frisés et s'enroulent avec leurs voisins.

Les cheveux laineux sont des cheveux assez courts qui s'entortillent avec leurs voisins et forment ainsi des touffes très semblables à celles de la toison du mouton. Les cheveux des nègres sont toujours laineux.

L'insertion des cheveux.

Circulaire (fig. 118). Le tracé de l'insertion frontale des cheveux décrit un demi-cercle, dont les deux extrémités arrivent près de la limite de la bordure originelle et de la bordure supérieure.

Rectangulaire. Le tracé de l'insertion des cheveux est rectiligne jusqu'au commencement des pariétaux, là le tracé change brus-

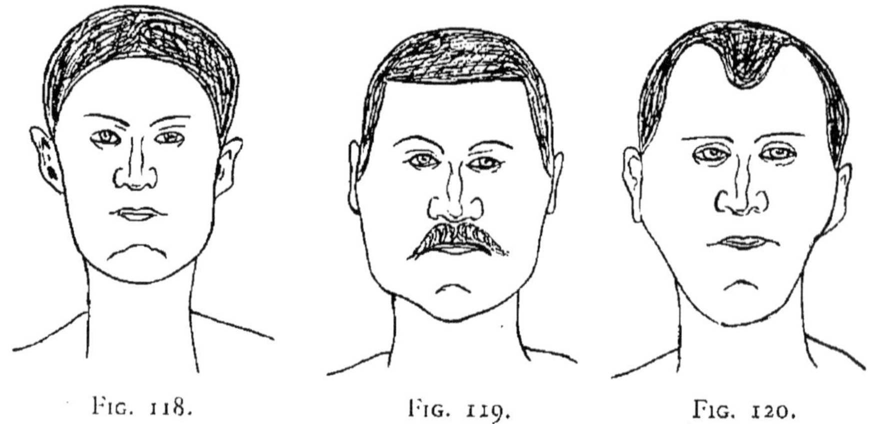

FIG. 118.　　　　FIG. 119.　　　　FIG. 120.

quement de direction pour descendre verticalement jusqu'à la hauteur des sourcils (fig. 119).

En pointes. Vers les pariétaux, le tracé de l'insertion des cheveux forme deux angles aigus rentrants et souvent fort larges qui ne laissent en haut et au milieu du front qu'une bande pointue de cheveux d'une longueur relativement petite (fig. 120).

L'abondance des cheveux.

Les cheveux clairsemés et les cheveux abondants sont bien connus et il n'est pas nécessaire d'en donner une définition.

Calvitie frontale. La ligne de l'insertion des cheveux est reculée, le front paraît très haut (fig. 121).

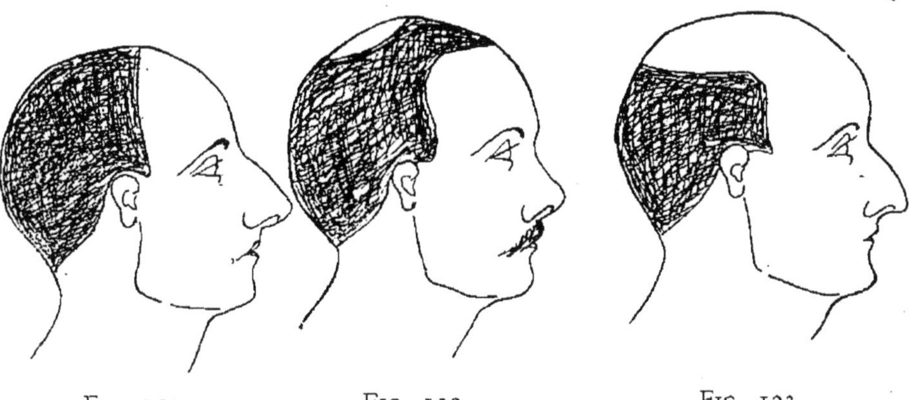

FIG. 121.   FIG. 122.   FIG. 123.

Calvitie tonsurale. Il y a absence de cheveux sur le sommet du crâne (fig. 122).

Calvitie pariétale. C'est une fusion de la calvitie frontale avec la calvitie tonsurale. Tout le haut du crâne est à nu (fig. 123).

Alopécie est une perte totale des cheveux provoquée, la plupart du temps, par une maladie.

A signaler aussi si l'individu porte une **perruque.**

La nuance des cheveux.

Les cheveux peuvent prendre les nuances suivantes :

Blond-albinos et blond très clair ; blond clair et blond filasse ; blond moyen ; blond foncé ; châtain clair ; châtain moyen ; châtain foncé ; châtain noir ; noir pur ; roux acajou ou roux vif clair, moyen ou foncé ; roux châtain clair, moyen ou foncé ; blanc.

Le *châtain noir* se distingue du *noir pur* par le fait que le premier a un très léger reflet brunâtre, le second un reflet bleuâtre bien distinct. Le noir pur se rencontre chez les Orientaux, les Espagnols, etc.

Le châtain foncé se rapproche beaucoup du châtain noir et se confond facilement avec lui, surtout à la lumière artificielle.

Le châtain clair se distingue du *blond foncé* par le fait qu'il ne possède pas le léger reflet doré qui est particulier au premier.

Le blond très clair ne se rencontre généralement que chez les peuples du Nord, les Scandinaves, par exemple.

Les cheveux blancs albinos sont des cheveux blancs avec un très léger reflet jaunâtre. Les individus possédant des cheveux albinos ont l'iris des yeux de couleur rouge. Ce sont des cas pathologiques.

Dans la gamme des roux allant du *roux-acajou clair* jusqu'au *roux-châtain foncé* se rangent toutes les nuances des cheveux appelés dans le langage ordinaire : *cheveux rouges*.

Les cheveux châtains, blonds, noirs et roux mélangés avec des cheveux blancs, sont des cheveux **grisonnants**.

La désignation de la nuance des cheveux par le mot *brun* a été évitée dans le vocabulaire du portrait parlé. En effet, la signification du brun est trop vague. La dénomination brun est employée par le langage ordinaire tout aussi bien pour désigner les cheveux châtain foncé que les cheveux châtain noir.

LA BARBE

Comme les cheveux, les poils de la barbe sont **droits** (raides), **ondés**, légèrement **bouclés**, **frisés** ou **très frisés** (chez les nègres).

L'abondance des poils de la barbe varie grandement d'un individu à l'autre et même, chez le même individu, sur les différents points d'implantation. Ainsi une personne peut posséder une moustache très nourrie et une barbe à poils très clairsemés.

La barbe de la lèvre supérieure est : **la moustache** ; la barbe des joues près des oreilles : **les favoris** ; la barbe du menton : **barbe mentonnière**. Si la barbe mentonnière est limitée à la partie médiane et inférieure de la houppe, nous parlons de la **barbe de bouc**. La barbe limitée au dessous de la mâchoire inférieure est le **collier**. Les quelques poils se trouvant sur le milieu de la lèvre inférieure forment **la mouche**. La barbe sur les joues, lèvres, menton et sous la mâchoire inférieure est la **barbe entière**. L'absence complète de la barbe est exprimée par la désignation : **face glabre**, qu'il ne faut pas confondre avec la **face rasée**. La face glabre possède une peau lisse, n'ayant pas, au toucher, cette rugosité spéciale qui caractérise la face rasée et provient de la racine des poils coupés. S'il y a inégalité d'implantation de la barbe sur les différentes parties de la face, on l'indique de la façon suivante : Nous avons devant nous un individu avec des joues complètement dépourvues de poils, par contre la moustache est forte. Nous décrivons cette particularité par : **joues glabres et moustaches fortes**, etc.

La désignation des nuances de la barbe est la même que celle des cheveux. Toutefois il est à noter que la nuance des différentes parties de la barbe peut varier. Ainsi nous trouvons souvent une moustache roux combinée avec un collier châtain moyen ou foncé. Nous rencontrons souvent même des moustaches qui ne sont pas d'une nuance uniforme, mais qui sont composées, par exemple, de poils châtain moyen et de poils roux. Nous indiquerons cette particularité par la désignation suivante : **moustache châtain moyen mélangée fortement de poils roux.**

LA COLORATION DE LA PEAU DU VISAGE

Nous distinguons deux sortes de colorations : *la coloration pigmentaire* et *la coloration sanguine*. La première dénomination ne s'applique qu'à la quantité variable de cette matière jaune-brunâtre (le pigment) qui se trouve plus ou moins abondamment dans l'intérieur de la peau de tout individu. Chez la race blanche (européenne), la quantité du pigment est relativement faible; chez les Chinois, elle est très forte. Elle semble augmenter pendant les mois d'été chez les individus beaucoup exposés à la lumière solaire et elle diminue pendant les mois d'hiver. La coloration sanguine vise la couleur rouge du sang qu'on voit plus ou moins distinctement à travers la peau.

Le degré de coloration pigmentaire et sanguine sera exprimé par les qualificatifs : **petit, moyen, grand**. Ainsi on désignera le teint d'un hindou : **coloration pigmentaire : grande; coloration san-**

guine : petite ou nulle. Le teint de beaucoup d'ivrognes est : **coloration pigmentaire : petite ; coloration sanguine : grande.**

Nous signalerons aussi dans la rubrique de la coloration de la peau du visage, en indiquant l'emplacement, les éruptions sanguines qui se rencontrent souvent sur les joues et le bout du nez, les pustules, les taches de rousseur, etc.

Les anomalies de la coloration provoquées par l'origine ethnique sont signalées par l'indication de la race : race nègre, race japonaise, etc.

L'ŒIL

La forme générale de l'œil, qui dépend, comme nous l'avons vu, de l'ouverture horizontale et verticale de la fente palpébrale, étant déjà traitée dans le chapitre : *Paupières,* nous ne nous occuperons ici que de la couleur de l'œil. La description de la couleur de l'œil a une très grande valeur signalétique, car elle est très stable chez le même individu et varie en même temps notablement d'un sujet à l'autre. La couleur de l'œil est en même temps susceptible d'une classification rigoureuse. En plus, à l'observateur exercé, il n'est pas difficile de reconnaître, sur la voie publique, la couleur de l'œil des individus recherchés.

Mais pour pouvoir indiquer la couleur de l'œil, il faut suivre la méthode analytique de M. A. Bertillon. En effet, les indications de nuance, en usage dans le public, sont absolument inutilisables pour le policier. Par exemple : l'œil gris du langage ordinaire n'existe pas. Le gris étant un mélange de noir et de blanc, jamais l'œil humain, observé sous un bon éclairage, ne montrera cette nuance.

Nous venons de mentionner que, pour une bonne observation de la couleur de l'œil, il faut un bon éclairage. Il est certain que la direction et l'intensité de l'éclairage exercent sur la nuance *apparente* de l'œil une très grande influence. Tel œil, vu le jour au soleil, nous paraît clair, vu le soir sous une lampe, il nous semble foncé.

Donc, pour pouvoir bien spécifier la nuance des yeux, il faut les examiner toujours de la même façon et voilà comment on doit procéder :

L'observateur se placera vis-à-vis de son sujet, à trente centi-
mètres environ de lui, et le dos tourné au jour. L'œil à examiner
recevra, en plein, la lumière vive du jour, mais non pas le soleil
direct. L'observateur invitera alors le sujet à le regarder les yeux
dans les yeux, en lui soulevant légèrement le milieu du sourcil.

On opérera ordinairement sur l'œil gauche, la prise de la nuance
de l'œil droit ne devient nécessaire que si les deux yeux présentent des différences.

Les différentes parties de l'œil (fig. 124).

La prunelle de l'œil (s'appelle aussi le rond de l'œil) est composée de *la pupille*, qui forme un cercle central noir, et d'une
bande circulaire colorée, dénommée *l'iris*. La pupille saine est

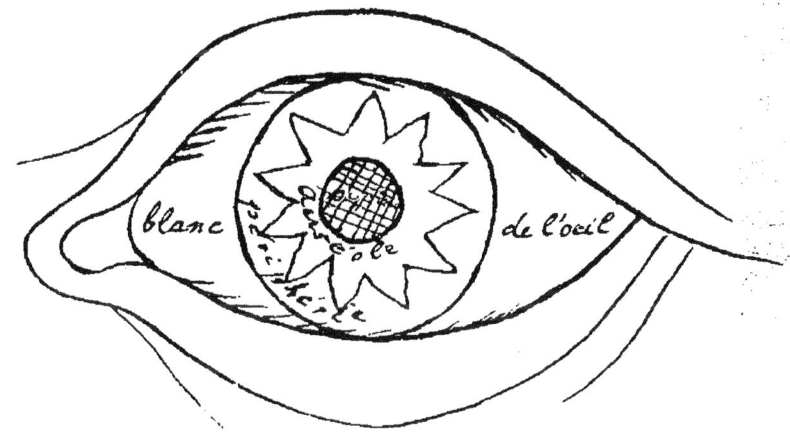

Fig. 124.

toujours noire, aussi bien sur les yeux les plus foncés que sur les
plus clairs.

L'iris est divisé en deux zones principales colorées différem-
ment :

1. *L'auréole,* autour de la pupille, et 2. *la périphérie,* avoisi-
nant le blanc de l'œil. Quelquefois nous observerons encore une
troisième zone : *la zone pupillaire.* C'est une bande grise d'une
largeur moindre d'un. millimètre et qui borde le contour de la
pupille. Elle se trouve généralement chez les yeux de nuance
claire. L'auréole couvre à peu près un tiers du total de l'iris.

La matière plus ou moins jaune qu'on rencontre dans la grande majorité des yeux s'appelle : *le pigment de l'œil*. De la quantité de pigment dépend la nuance générale plus ou moins foncée de l'œil. Le pigment est toujours situé à la surface de l'iris et non pas dans l'intérieur. Nous avons encore autour de la prunelle *le blanc de l'œil* ou *la sclérotique*, qui varie peu d'un individu à l'autre. Chez les enfants, il paraît légèrement bleuâtre ; chez l'adulte, en général, légèrement jaunâtre. Quelquefois le blanc de l'œil paraît rouge par injection de sang. Finalement, il faut encore mentionner *la coroncule lacrimale* (fossette lacrimale ou larmier) ne présentant aucun intérêt pour la description signalétique.

La classification des yeux.

Les yeux sont classés d'après la quantité de pigment qu'ils contiennent, mais il est à noter que la dénomination « pigment », dans la description de l'œil, n'est employée que pour le pigment de couleur jaune. Si les yeux ne possèdent aucun pigment jaune, mais un pigment bleu ou bleuâtre, on les appelle *impigmentés*.

Nous avons donc deux types d'yeux fondamentaux : les *yeux impigmentés* et les *yeux pourvus de pigment* ou *pigmentés*. Dans les yeux pigmentés nous trouverons du pigment dont la nuance varie entre le jaune paille et le châtain foncé, tel qu'il se trouve dans les yeux marron pur (yeux noirs du langage ordinaire).

Voilà, classées d'après la quantité de pigment jaune de l'iris, les sept classes d'yeux que nous pouvons établir : yeux à 1. iris impigmenté ; 2. iris pigmenté de jaune ; 3. iris pigmenté d'orange ; 4. iris pigmenté de châtain (incomplètement) ; 5. iris pigmenté de marron groupé en cercle ; 6. iris pigmenté de marron rayé de verdâtre ; 7. iris pigmenté de marron pur.

Les yeux impigmentés ne possèdent, comme il a été dit plus haut, aucune trace de pigment jaune. Ils ont une nuance générale allant de l'azuré jusqu'à l'ardoisé (couleur de l'ardoise). Se trouvent surtout chez les peuples du Nord.

Les yeux marron pur possèdent la couleur brillante et en même temps veloutée des marrons des Indes frais. L'aspect d'ensemble de l'œil marron pur est plus uniforme que celui de l'œil impigmenté. Ce sont les yeux des méridionaux et surtout des orientaux.

Les yeux à pigment jaune. Le pigment (aussi celui des classes suivantes) est généralement groupé en cercle ou auréole autour de la pupille, quelquefois il se trouve en taches triangulaires ou en croissants circulaires dans la périphérie. La couleur du pigment est jaune paille ou fleur de soufre.

Les yeux à pigment orangé. La couleur visée est celle de l'écorce des oranges.

Les yeux à pigment châtain. Le pigment possède la couleur brun mat de la châtaigne desséchée ou celle des noisettes desséchées. La pigmentation est striée et filamenteuse.

Les yeux à pigmentation marron. La pigmentation est plus unie que celle des yeux châtain, en même temps elle est plus abondante et généralement plus foncée. Les yeux marron se subdivisent en yeux marron en cercle, où le pigment est groupé autour de la pupille, et en yeux marron verdâtre, où la pigmentation continue aussi dans la périphérie. Les petites parties, de couleur azurée ou ardoisée, du fond de l'iris, font paraître la périphérie d'une nuance verdâtre foncée.

Comme nous avons vu à propos des yeux à pigment jaune, le pigment est le plus souvent groupé dans la zone intérieure de l'iris, dans l'auréole. Ici il masque la nuance des couches profondes ou du fond de l'iris. La coloration du fond de l'iris devient visible dans la zone extérieure, dans la périphérie. Au point de vue de la notation de la couleur de l'œil, nous devrons donc distinguer entre : 1° la *nuance de l'auréole*, qui est à proprement parler la nuance de la pigmentation, et 2° la *nuance de la périphérie*, qui représente la couleur du fond de l'iris.

L'auréole.

La nuance de l'auréole dépend de la couleur de son pigment. Cette couleur peut être : 1° le **jaune** ; 2° l'**orange** ; 3° le **châtain**, et 4° le **marron**. Chaque nuance peut varier entre le clair, le moyen et le foncé. Ainsi nous aurons pour le jaune la gamme suivante : **jaune clair — jaune moyen — jaune foncé**. La distinction entre les nuances avoisinantes de chaque gamme est assez difficile. Il n'est pas rare qu'un observateur prenne du jaune foncé pour de l'orange clair, ou du châtain clair pour de l'orange foncé. Cette erreur n'a pas d'importance du moment que ce n'est qu'une confusion entre deux termes se suivant dans l'échelle. L'erreur devient plus grave si les termes ne se suivent pas, par exemple si l'on confond du jaune clair avec du jaune foncé.

Dans les yeux impigmentés, la nuance de l'auréole ne s'indique pas et est remplacée par un tiret.

La forme de l'auréole peut être **dentelée, concentrique ou rayonnante**. *L'auréole* **dentelée** est caractérisée par une pigmentation peu abondante qui n'existe que sur la zone moyenne de l'iris sous forme de hâchures ou dentelures.

L'auréole **concentrique**. Le pigment de l'auréole est concentré autour de la pupille où il forme une bande circulaire large de un à deux millimètres.

L'auréole **rayonnante**. Il y a un noyau circulaire de pigment autour de la pupille et de là partent des fusées pigmentées rayonnantes dans tous les sens vers la périphérie. L'auréole rayonnante s'observe toujours chez les yeux marrons et le plus souvent chez les yeux châtains.

Ces trois formes d'auréole se trouvent également dans les yeux impigmentés, mais la nuance de l'auréole dans ce cas est blanchâtre.

La périphérie.

Les nuances principales de la périphérie sont : 1° la nuance **azurée** ; 2° la nuance **intermédiaire** *(violacée ou bleu de faïence)*, et 3° la nuance **ardoisée**. Dans la deuxième et troisième classe (yeux jaunes et orangés), le pigment envahit souvent la périphérie et fait paraître celle-ci, par endroits, verdâtre. On indiquera cette particularité par l'addition à la nuance de la périphérie du mot **verdâtre** ; exemple : périphérie : **ardoisée — verdâtre**. On sera même amené quelquefois à spécifier encore davantage et d'ajouter au verdâtre les mots jaune ou orangé : **jaune — verdâtre, orangé — verdâtre**, le tout suivi par les mots **clair, moyen, foncé**. Exemple : périphérie **azurée — orangée verdâtre — moyenne**.

Depuis la quatrième classe (yeux châtains), on ne rencontre plus de périphéries azurées. La nuance des périphéries est **intermédiaire, ardoisée, ardoisée-verdâtre** et **châtain-verdâtre** (pour les yeux très pigmentés se rapprochant des yeux marron pur).

LES NUANCES DE L'IRIS HUMAIN
Classées suivant l'intensité de la pigmentation, d'après la méthode de M. A. BERTILLON

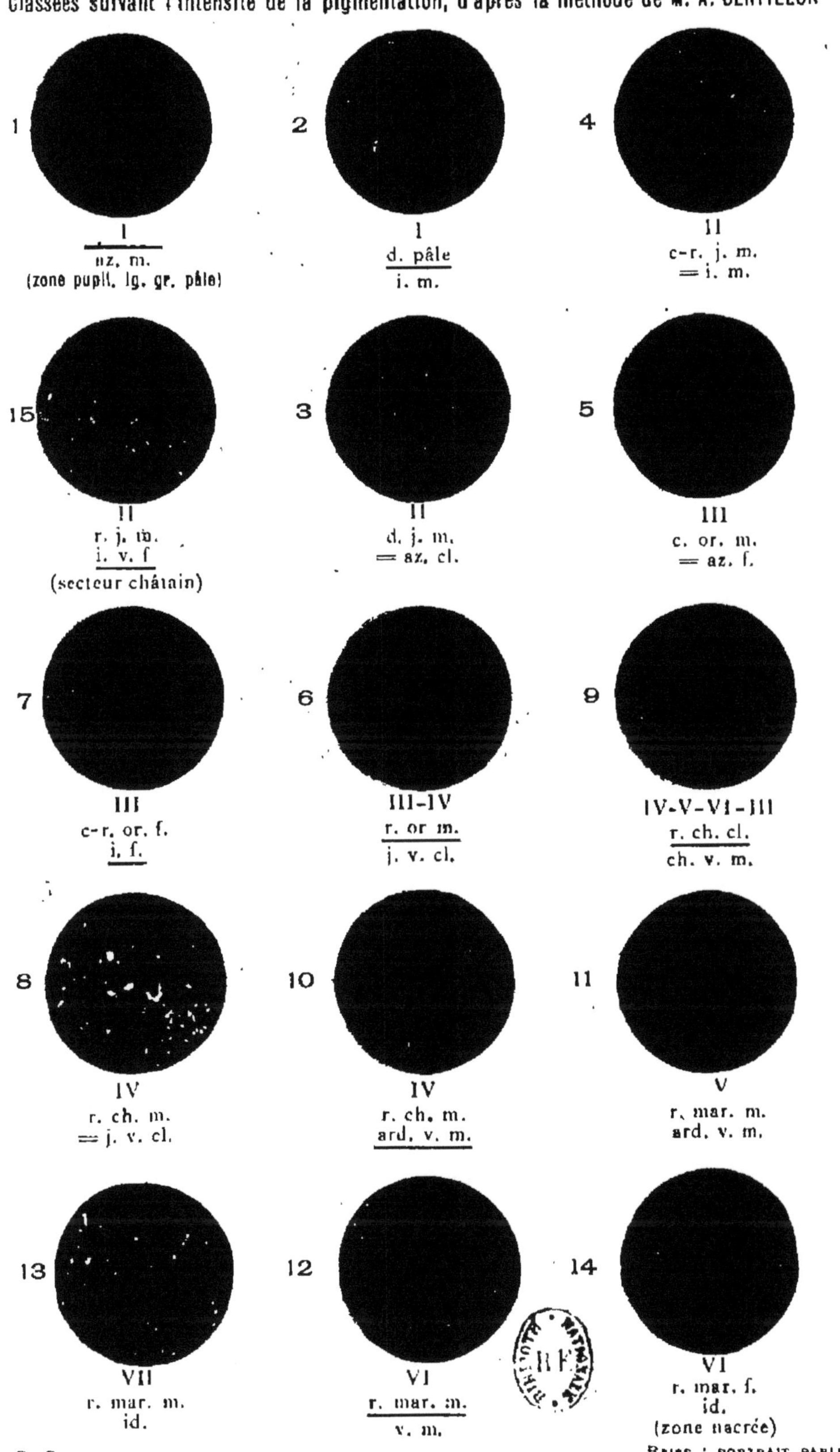

Dans la cinquième classe (marron en cercle), nous ne trouverons plus la périphérie intermédiaire. La nuance est alors tout simplement indiquée comme : **claire, moyenne** ou **foncée**. Cette indication peut être combinée avec les termes **jaune, jaune-verdâtre, ardoisé, ardoisé-verdâtre.** Dans la sixième classe, nous ajoutons aux termes de la cinquième classe le mot *marron.* La septième classe possède une périphérie de même nuance que l'auréole.

La notation de la couleur de l'iris.

Nous connaissons maintenant les nuances de l'auréole et de la périphérie, mais il sera nécessaire d'indiquer la manière de noter ces nuances pour qu'on ne puisse pas confondre l'œil d'un individu avec celui d'un autre. En effet, l'indication : *auréole orangé* et *périphérie azurée*, peut tout aussi bien s'appliquer à un œil presque entièrement bleu avec une mince bande orangée autour de la pupille qu'à un autre dont le fond bleu est presque entièrement envahi par du pigment orangé. Nous allons donc spécifier l'étendue respective de l'auréole et de la périphérie. Si l'étendue de l'auréole est plus considérable que celle de la périphérie, nous soulignerons le terme de sa nuance ; si c'est, par contre, la périphérie qui prime, alors nous soulignerons la nuance de celle-ci ; exemple : **<u>auréole orangée</u>, périphérie azurée.**

Le peu d'importance dans la coloration générale de l'iris par l'une des nuances relevées s'exprime par une parenthèse ; exemple : **auréole (jaune moyen), périphérie azurée.**

L'égalité des deux éléments de l'iris s'indique par le signe =. On notera également et surtout le numéro de classification d'après la pigmentation. Comme nous l'avons vu antérieurement, cette classification comprend sept catégories et est basée à la fois sur la quantité du pigment et sur la qualité de sa nuance, deux éléments qui vont presque toujours ensemble. Répétons encore une fois les sept classes :

Classe n° 1. **Impigmentés** (sans pigment jaune).
»   » 2. **Pigmentation jaune.**
»   » 3. **Pigmentation orangée.**
»   » 4. **Pigmentation châtain.**
»   » 5. **Pigmentation marron en cercle.**
»   » 6. **Pigmentation marron verdâtre.**
»   » 7. **Pigmentation marron pur.**

Si l'on n'est pas sûr dans laquelle de deux classes qui se suivent il faut classer un œil, on notera en premier lieu la classe qui semblera la plus probable et on la fera suivre, séparée par un tiret, par le numéro de celle avec laquelle une confusion serait possible. Exemple : 3 — 4.

Nous avons donc trois indications à faire pour spécifier la nuance d'un œil : 1" son numéro de classification d'après la pigmentation ; 2" la nuance de l'auréole, et 3" la nuance de la périphérie. Ces trois indications sont notées sur trois lignes superposées dont la première est consacrée à la classe, la seconde à l'auréole, la troisième à la périphérie. Exemple :

classe 4.

rayonnante châtain moyen.

ardoisée jaune-verdâtre foncé.

Le soulignement de la dernière ligne nous indique que l'étendue de la périphérie est plus considérable que celle de l'auréole (voir plus haut).

Particularités de l'œil.

L'œil truité. L'iris de l'œil présente des petites taches rousses du même aspect que celles qui se trouvent sur le dos de certaines truites (truite californienne). Ces taches n'influencent nullement la classification de l'œil. Elles ne sont notées que comme signe particulier.

Yeux à secteurs. L'iris présente sur sa moitié gauche ou droite une zone nettement découpée d'une coloration plus foncée que le reste. Ce changement de la pigmentation, par secteur, peut être provoqué par l'introduction dans l'œil, par accident, d'un petit morceau de fer (siderosis de l'œil). Indiquer l'emplacement et la nuance du secteur. Exemple : **secteur châtain iris gauche.**

Yeux vairons. La coloration de l'iris droit diffère notablement de celle de l'iris gauche.

Yeux à cercle nacré ou sénile. La périphérie est partiellement masquée par un cercle nacré. Se trouve, comme l'indique le nom, chez des vieillards.

Yeux à zone concentrique grisâtre. Bande grise moins large qu'un millimètre qui borde le contour de la pupille.

Yeux à pupille dilatée.

Yeux à pupille piriforme. La pupille prend une forme rappelant celle d'une poire (fig. 125).

Yeux à pupille excentrique. La pupille ne se trouve plus au centre de l'iris, mais est portée vers le bord (fig. 126).

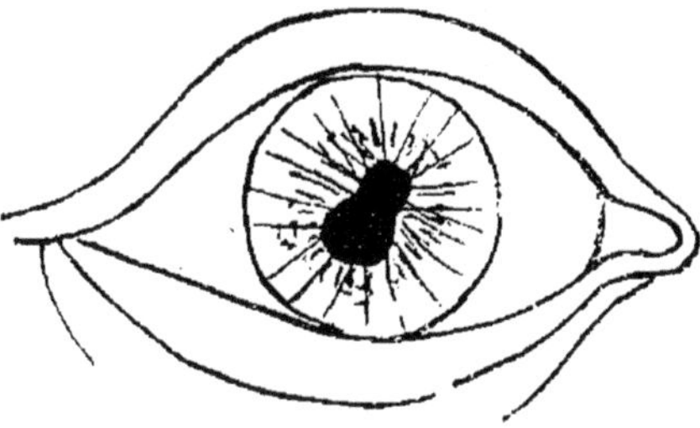

FIG. 125.

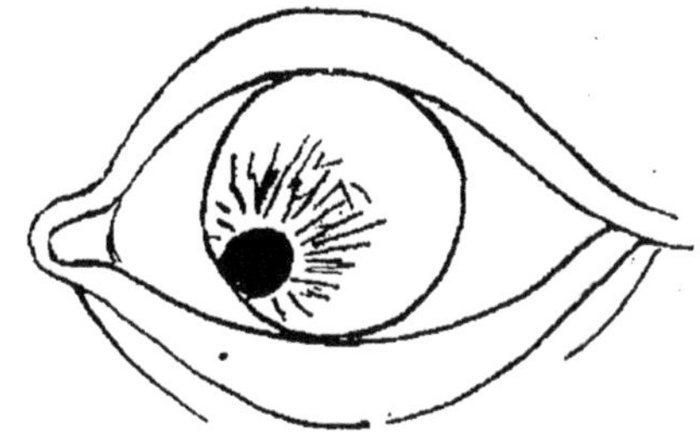

FIG. 126.

Légère ou forte taie sur l'œil gauche ou droit. L'iris et la pupille sont envahis partiellement par un voile grisâtre.

Amputé de l'œil droit ou gauche.

Porteur d'un œil de verre.

Comme complément du portrait parlé d'un individu, nous indiquerons encore : 1° sa carrure ; 2° sa ceinture ; 3° son attitude ; 4° son allure, et 5° son langage.

LA CARRURE

La largeur est la circonférence du thorax prise sous les aisselles. Elle peut être petite — moyenne — grande.

L'inclinaison de la ligne des épaules ou *chute des épaules*.

Nous distinguerons ici : **épaules horizontales — intermédiaires — épaules obliques ou tombantes.** On trouve souvent un cou long accompagné d'épaules tombantes, et un cou court combiné avec des épaules horizontales. L'indication de ce caractère est assez important, puisqu'il peut se reconnaître sur l'individu, se présentant de dos sur la voie publique. Ajoutons pourtant que la véritable chute des épaules peut être facilement cachée par la coupe de l'habit.

LA CEINTURE

Circonférence du tronc mesurée droit au-dessus des hanches. Elle peut être petite — moyenne — grande.

L'ATTITUDE

Dans la rubrique attitude, nous mentionnerons : 1° le port de la tête et l'inflexion du cou ; 2° le degré de rotondité du dos, et 3° la posture habituelle des bras et des mains.

Le port de la tête et l'inflexion du cou.

Tête penchée en avant ou en arrière, tête déjetée ou inclinée à droite ou à gauche. Certains sujets aussi penchent le cou en avant et la tête en arrière.

Le degré de rotondité du dos

est considéré : *verticalement* pour l'inflexion de la colonne vertébrale (voûte), et *horizontalement* pour la saillie des épaules (ne pas confondre avec l'inclinaison des épaules !). La saillie des épaules est indiquée par les termes : **épaules effacées** et **épaules saillantes.**

La posture habituelle des bras et des mains

sur les hanches ; dans les poches du pantalon ; dans l'entournure du gilet ; croisés sur la poitrine.

Attitude raide. L'individu se tient constamment dans une position générale droite et forcée.

Attitude nonchalante. Se passe de commentaires.

L'ALLURE GÉNÉRALE

Nous comprenons sous « allure générale » la démarche, le geste et la mimique du regard et des autres organes de la tête.

La démarche

peut être : très lente, très rapide, à petits pas, à grands pas, légère, lourde, sautillante, posée, raide, dandinante, déhanchée et boîteuse. Cette dernière démarche est très signalétique et devra toujours être mentionnée.

Le geste

ou la gesticulation est le mouvement volontaire ou involontaire que nous donnons à notre corps. Le geste varie suivant la nationalité et la position sociale des individus. Les deux cas extrêmes sont : la gesticulation abondante et l'absence de gesticulation.

Le regard

n'est étudié à cette place que pour sa direction et son mouvement. Il peut être : droit ou oblique, fixe ou mobile, lent ou rapide. A mentionner encore le regard fuyant et le regard franc.

Mimique physionomique.

Nous ne noterons ici que les « tics ». **Tic de l'angle gauche de la bouche,** etc.

Enfin, il sera bon de signaler encore si l'individu est fumeur ou non ; s'il fume des cigarettes, cigares, la pipe, ou s'il chique ou prise. Il est à noter que de forts fumeurs ont souvent les dents incisives de couleur jaunâtre ; en outre, les fumeurs de cigarettes (les fumeurs de cigares moins) possèdent la peau de l'index et du médius, sur leur côté intérieur, fortement jaunie par le tabac. A marquer également si l'individu se ronge les ongles.

LA VOIX ET LE LANGAGE

Le timbre de la voix.

Grave ou **aiguë** ; **voix féminine** *(chez l'homme)*, **voix masculine** *(chez la femme)*.

Le zézaiement. Tous les s durs sont prononcés comme des z.

Le chuintement. Tous les j, s et c sont prononcés comme ch.

Le bégaiement. Se méfier des contrefaçons ! Souvent les criminels, pour dépister les recherches, imitent le bégaiement.

Enfin, tant qu'on est en état de le reconnaître, on notera les différences d'accent : **accent allemand, accent russe, accent italien,** etc., etc.

L'habillement sera examiné au point de vue de la propreté, de la saleté, de l'ancienneté du vêtement. Il sera bon de noter également si les vêtements semblent être faits sur mesure, achetés chez le confectionneur ou le fripier. La provenance de l'habillement est souvent aussi fort intéressante à connaître : fabrication anglaise, allemande, française, etc. A ce sujet, on trouvera souvent des marques du tailleur sur les boutons de culottes, les pattes, etc. La description du vêtement, dans certains cas, est utile : le sujet porte-t-il des chaussettes ou non, le col est-il droit ou rabattu, empesé ou non, etc. ? En général, plus on a d'indications, mieux cela vaut.

L'habillement, l'allure générale et le langage, etc., nous permettent souvent de deviner la position sociale de l'individu que nous avons devant nous. Ainsi, le paysan et le citadin se distinguent profondément l'un de l'autre. Certaines professions se reconnaissent également facilement. Ces présomptions sur l'état social du sujet seront marquées sur la fiche signalétique. Exemple : **A l'apparence d'un garçon coiffeur, a l'apparence d'un ancien militaire,** etc., etc.

LES MARQUES PARTICULIÈRES

Sous marques particulières, nous entendons les cicatrices de différentes provenances, les nœvus, etc., dont la peau de *tout* individu porte quelques spécimens. Le relevé des marques particulières du visage, qui nous intéresse surtout pour le portrait parlé, rentrant dans le signalement anthropométrique, nous n'en donnerons qu'une courte description. Toutefois il est à remarquer que des marques particulières du visage très prononcées devront être mentionnées également sur la fiche du portrait parlé.

Les marques particulières qu'on trouve surtout sur le visage sont : des cicatrices d'anciennes coupures, d'anciens abcès et furoncles (sur la surface postérieure du cou), des nœvus (grains de beauté, envies, etc.) et quelquefois des tatouages sur le front et sous les yeux (point sous l'œil gauche des dits « Apaches » de Paris).

On spécifiera l'emplacement de ces marques en mesurant leur distance depuis un point de repère donné. Comme points de repère, nous choisirons : les angles externes des yeux, les commissures de la bouche, les sourcils, la racine du nez, les tragus. Ainsi nous indiquerons l'emplacement d'un nœvus se trouvant sur la joue gauche : **nœvus poilu à 7 cm. en dessus de l'angle gauche de la bouche**, ou, en abréviation (voir le chapitre suivant), **nv poilu 7 ⊂ gl ⌠ bc** ; cicatrice rectiligne de 4 cm. oblique interne (allant du haut en bas vers le milieu de la figure) à 2 cm. en dessus du sourcil gauche moitié externe, ou **cic r 4 bi 2 ⊂ src ⌠ ɔ** .

Ajoutons que certaines cicatrices et tatouages sont particuliers aux individus de certaines nations ou associations de malfaiteurs. Ainsi les cicatrices de coupures, plus ou moins longues, traversant les joues, quelquefois le nez et le front, et produites par des espèces d'épées (rapières) sont caractéristiques pour les Allemands ayant fait des études aux universités allemandes (les *Schmiss* des étudiants). Le point tatoué sous l'œil gauche est propre à une sorte d'association de vauriens à Paris, etc.

Observations anthropométriques.   **Renseignements chromatiques.**

taille 1m, ______   Oreille dr. Tête { long' ______   pied g. ______   Coul' de l'iris g { n° de classe ______   barbe : nu'' ______   « part'' ______
voûte ______   larg' ______   médius g. ______   auréole ______   chvx : nu'' ______   « part''. ______
enverg. 1m, ______   long' ______   auric'' g. ______   périphérie ______   Teint { Pig'' ______
buste 0, ______   larg' ______   coudée g. ______   part'' ______   Sang'' ______

Contour général du profil   Race ______

Front { Arc'' ______   Nez { Racine (prof') ______   Oreille droite { bord.Orig' Sup' Post' , ouv' ______   Lèvres { H' labiale ______
inclin' ______   dos   base ______   lob cont' adh' mod' Dim' ______   proém'' ______
Haut' ______   Haut' Saillie Larg'   a.trg.incl' prof' renv' Dim' ______   bordure ______
«Larg' ______   l   α   pli.inf' sup' , forme , «ec' ______   épaisseur ______
part'' ______   part'' ______   part'' ______   part'' ______

Menton Bouche { «Dim' ______   « part''. ______   inclin' ______   haut' ______   part'' ______

Contour général de la face ______   Etat graisseux ______

Sourcils { empl' ______   Paup. { ouverture ______   Rides { Interoculaire ______   Corpul' { cou long' ______ larg' ______   attitude ______
direct' ______   modelé sp'' ______   frontales ______   Carrure Larg' ______ incl' ______   allure ______
forme ______   part'' ______   oculaires ______   Ceinture ______   langage ______
dim' ______   Globes { «saillie ______   bucales ______   habillement ______
part'' ______   part'' ______   part'' ______   divers ______
nuance ______   orbites ______   expression ______

Fig. 127.

LES FICHES SIGNALÉTIQUES

(Fiches du "Portrait parlé")

La manière de les remplir. Les abréviations.

Pour signaler un individu à l'aide du « portrait parlé » on se sert de fiches imprimées spéciales dont le modèle a été élaboré par le service de l'Identité judiciaire de Paris, qui est dirigé par le créateur lui-même du « portrait parlé », M. Alphonse Bertillon.

Les mêmes fiches sont en usage dans les services d'identification en Suisse, en langue française dans le service de la Suisse romande, en traduction allemande dans la Suisse allemande.

Une telle fiche contient : 1. les observations anthropométriques, 2. les renseignements chromatiques, 3. les renseignements morphologiques, 4. les caractères d'ensemble et des renseignements divers (fig. 127).

Sous la rubrique des observations anthropométriques, nous trouverons la récapitulation des mesures de la fiche anthropométrique. Dans la rubrique des renseignements chromatiques nous noterons : la nuance et les particularités de la barbe ; la nuance et les particularités des cheveux, la coloration pigmentaire et sanguine du teint et la couleur de l'iris gauche (N° de la classe, auréole, périphérie, particularités). Dans la rubrique des renseignements morphologiques nous noterons : 1. *le front* (arcades sourcillières, inclinaison, hauteur, largeur, particularités) ; 2. *le nez* (profondeur de la racine, dos, base, hauteur, saillie, largeur, particularités) ; 3. *l'oreille droite* (bordure originelle, bordure supérieure, bordure postérieure, ouverture de la bordure postérieure, contour du lobe, adhérence du lobe, modelé du lobe,

dimensions du lobe, inclinaison de l'antitragus, profil de l'antitragus, renversement de l'antitragus, dimensions de l'antitragus,
pli inférieur, pli supérieur, forme de l'oreille, écartement du
pavillon de l'oreille, particularités de l'oreille) ; 4. *les lèvres* (hauteur naso-labiale, proéminence des lèvres, leur bordure, leur
épaisseur, particularités) ; 5. *la bouche* (dimensions, particularités) ; 6. *le menton* (inclinaison, hauteur, particularités) ; 7. *les
sourcils* (emplacement, direction, forme, dimensions, particularités, nuances) ; 8. *les paupières* (ouverture, modelé supérieur,
particularités) ; 9. *les globes oculaires* (saillie, particularités) ; 10.
les orbites ; 11. *la distance interoculaire ;* 12. *les rides* (frontales,
oculaires, bucales, particularités) ; 13. *l'état graisseux de la face;*
14. *le contour général du profil ;* 15. *le contour général de la
face.*

Pour les caractères d'ensemble et de renseignements divers
nous trouvons sur les fiches signalétiques des rubriques réservées
à :

1. *L'indication de la race ;* 2. *l'expression ;* 3. *la corpulence*
(longueur du cou, largeur du cou, largeur de la carrure, inclinaison des épaules, ceinture) ; 4. *l'habillement ;* 5. *l'attitude ;* 6.
l'allure ; 7. *le langage ;* 8. *divers.*

Nous remarquerons que sur la fiche du portrait parlé certains
éléments commencent par une lettre majuscule, les autres par
une lettre minuscule. Cette particularité d'impression est faite
pour nous donner immédiatement une indication sur la manière
de remplir les fiches. En effet *le commencement par une lettre
majuscule nous indique que nous sommes en présence d'un caractère de dimension et qu'il faut reproduire par :* **petit-moyen-
grand.** *Les caractères commençant par une lettre minuscule
sont des caractères de forme ou d'inclinaison avec un vocabulaire spécial.* Ainsi dans la rubrique «front» nous remarquerons
la disposition suivante :

> *Arcades*
> *inclinaison.*
> *Hauteur*
> *« Largeur »*
> particularités.

Nous sommes immédiatement renseignés sur la manière de
répondre : les arcades, la hauteur et la largeur seront désignées

par les lettres : p — m — g (petit — moyen — grand) ; pour décrire l'inclinaison et les particularités du front nous nous servirons d'un vocabulaire spécial dont nous avons fait la connaissance dans le chapitre précédent.

Mais nous avons aussi remarqué que la « Largeur » est imprimée entre parenthèse. Cette parenthèse nous signale que la largeur du front est appréciée sur la face de l'individu pendant que les autres caractères sont relevés sur le profil. Dans la rubrique nez, dont la plupart des caractères sont également appréciés sur le profil, nous trouverons également « Largeur » entre parenthèse. De nouveau cela nous signale que, pour relever la largeur du nez, nous devrons examiner l'individu de face.

Dans la rubrique *paupières, globes et orbites,* dont les caractères sont étudiés sur la face, nous trouverons la « saillie » des globes entre parenthèses. Dans ce cas la parenthèse nous indique que cette saillie est appréciée sur le profil de l'individu.

Pour remplir les fiches du portrait parlé on se sert, dans la plupart des cas, d'abréviations dont nous donnerons la liste plus loin.

Il n'est pas nécessaire d'indiquer sur la fiche les caractères moyens ou intermédiaires ; *l'absence d'indication écrite signifie que le caractère en question est de forme ou de dimension moyenne ou intermédiaire.* Aussi trouvera-t-on très souvent sur les fiches signalétiques la plupart des caractères sans réponse, puisque les formes et dimensions moyennes sont bien plus nombreuses que les formes et dimensions extrèmes.

Il y a pourtant quelques caractères dont les formes et nuances même intermédiaires devront toujours être mentionnées. *Ainsi, le numéro, la nuance de l'auréole et de la périphérie de l'iris de l'œil gauche, la forme du dos et l'inclinaison de la base du nez seront toujours indiqués.* Il est bon également de noter chaque fois la nuance de la barbe et des cheveux, malgré que cette indication n'a pas une très grande valeur signalétique, car, comme tout le monde le sait, il est des plus facile de teindre les cheveux et la barbe. Cette opération est assez fréquemment employée par certaines catégories de criminels, les escrocs par exemple.

Dans la rubrique *front* nous tracerons le mot « arcades », si nous sommes en présences de sinus frontaux, et nous le remplacerons par le mot, en toutes lettres, **sinus.** « Le front proéminent » est indiqué par le soulignement du mot **vertical**. Les particularités de chaque élément du visage sont notées dans une case se trouvant à la fin de chaque rubrique et réservée spécialement pour les particularités.

Si les caractères sont très prononcés, nous soulignerons les réponses. Ainsi un dos du nez fortement convexe sera indiqué par : **convexe**; la saillie du nez très forte par : **grand** ; le pli inférieur très convexe : **convexe**, etc.

L'hésitation en présence d'un caractère peu défini se traduit par une parenthèse. Ainsi une base du nez très légèrement relevée sera notée comme : **(relevée)**.

La notation des observations anthropométriques sur les fiches, destinées aux agents pour la recherche d'un *individu en liberté*, n'est pas obligatoire. On n'y notera que la hauteur de la taille, éventuellement aussi la longueur de l'oreille droite, et on inscrira sur la marge en blanc de la fiche *l'âge apparent* de l'individu à rechercher. Il va sans dire que les fiches destinées aux registres contiendront toutes les mesures anthropométriques.

Comme nous l'avons vu dans le chapitre précédent, les mesures des caractères de dimension ne sont pas obtenues par mensuration, avec un compas par exemple, mais par appréciation en comparant la grandeur, le volume, etc., du caractère envisagé avec l'ensemble du visage.

On ne donne donc qu'une approximation de la mesure, qui peut être, si l'opérateur est un peu exercé, très juste. Celui qui commence à apprendre à relever des signalements descriptifs s'exercera d'abord à apprécier les dimensions et volume des différents caractères de la figure humaine.

En effet, les différences d'appréciations peuvent rendre un signalement absolument inutilisable. Une fois l'œil suffisamment entraîné à cette estimation des dimensions, etc., ce qui n'exige que très peu de temps, l'apprenti opérateur s'efforcera de reconnaître les formes des différents caractères du visage.

Là encore une appréciation rigoureuse est nécessaire. Un dos du nez franchement concave signalé comme dos rectiligne peut fausser complètement le signalement.

Toutefois l'erreur est moins grave et se réduit à un simple écart d'appréciation si un premier observateur désigne le dos très légèrement cave d'un individu par : (cave), et un second le même dos du nez par : rectiligne. En effet, ces deux formes de dos du nez se suivent dans la gradation à sept échelons, et la différence de notation n'est qu'un écart d'appréciation de la part des deux observateurs, sans qu'il y ait faute de la part de l'un ou de l'autre.

Dans la gradation à sept catégories deux termes consécutifs sont, suivant le cas, applicables au même sujet, mais non pas deux termes qui ne se suivent pas. Aussi peut-on dire que *deux termes successifs désignent le même individu* ou que *d'un seul individu on peut faire deux signalements*. Exemple : les deux descriptions suivantes signalent le même nez :

I. Racine (prof.) grande.

Dos : **convexe**; base : **relevée**.

Hauteur : **grande**; saillie : **grande**; largeur : (petite).

II. Racine (prof.) **grande**.

Dos : **convexe**, base : **relevée**.

Hauteur : **grande**; saillie : (**grande**); largeur : **intermédiaire**.

L'indication de l'habillement, de l'attitude et du langage n'est pas obligatoire, mais elle est à recommander toutefois quand il s'agit de retrouver, à l'aide du « portrait parlé », un individu en liberté.

Encore quelques mots sur la marche à suivre pour le relèvement du signalement descriptif. On commencera par examiner le front, ensuite le nez et l'oreille droite. Viennent ensuite, dans l'ordre de l'énumération de la fiche, les lèvres, la bouche, le menton, les sourcils, les paupières, les globes, les rides, la corpulence et les indications diverses sur l'habillement, l'allure, etc. La fiche sera finalement complétée par l'indication de l'iris de l'œil gauche, dont on étudiera la couleur en suivant les prescriptions données dans le paragraphe : « l'œil », de la nuance de la barbe et des cheveux. La taille et la longueur de l'oreille droite sont connues par la fiche anthropométrique.

Les fiches du portrait parlé, pour pouvoir être facilement placées dans les poches du vêtement et pour pouvoir être consultées en rue, etc., sans attirer l'attention des passants, sont de dimensions assez restreintes. Aussi serait-il mal commode d'inscrire eu toutes lettres les réponses au questionnaire. On se sert, pour la plupart des termes employés dans le portrait parlé, d'abréviations dont nous allons donner l'énumération classée par éléments de la figure. *Ajoutons que l'usage des abréviations est obligatoire.* Les termes non mentionnés dans l'énumération des abréviations sont notés en toutes lettres.

ABRÉVIATIONS :

petit . . . . =	**p**	grand. . . . . . . =	**g**
moyen ou intermédiaire	**m (i)**		

L'œil.

Formes de l'auréole :		ardoisée . . . . . =	**ard**
Auréole absente ou peu		verdâtre . . = **v.** ou	**verd**
accentuée . =	**—**	identique avec l'auréole	**id**
» dentelée . .	**d**	Pigment :	
» concentrique .	**c**	jaune.	**j**
» rayonnante .	**r**	orange	**or**
» dentelée - con-		châtain	**ch**
centrique .	**d-c**	marron	**mar**
Nuance de la périphérie (et		clair	**cl**
fond de l'iris) :		moyen	**m**
azurée . . . . . =	**az**	foncé.	**f**
intermédiaire . . .	**i**		

Barbe et cheveux.

acajou . . . . . . =	**acaj**	grisonnant . . . . =	**grs**
blond.	**bl**	moyen	**m**
châtain	**ch**	noir	**noir**
clair	**cl**	roux	**roux**
foncé.	**f**	vif.	**vif**

Teint : p. m. g.

Le front.

front	=	fr	(est ordinairement indi-		
oblique (ou fuyant) .		b	qué par	vr)	
intermédiaire . . .		i	sinus	sinus	
vertical		vr	bosse frontale . . .	bsfr	
proéminent		prmt			

Le nez.

racine	=	rc	relevé	=	rel
concave		cav	horizontal		h
rectiligne		r	abaissé		ab
convexe		vex	sinueux		s
busqué		busq	dévié		dv

L'Oreille.

oreille	=	orl	uni	=	u
tragus		trag	éminent		em
lobule		lob	horizontal		h
nul		nl	oblique		b
plate		plate	saillant		sa
ouverte		o	versé		v
adhérent		adh	droit		d
descendant . . d ou		des	effacé		ef
équerre		qr	accentué		ac
golfe		gf	triangulaire . . .		tri
fendu		f	rectangulaire . . .		rec
séparé		sep	ovale		ov
supérieur		sup	ronde		rnd
postérieur		post	inférieur		inf
traversé		trv	total		total

Abréviations pour l'annotation des autres éléments de la figure.

angle	=	gl	cicatrice	=	cic
bouche		bc	fossette		fst
cheveux		chvx	léger		lg

paupières . . .		**pp**
proéminence . . .		**prm**
pommettes . . .		**pmt**
rousseurs . . .		**rouss**
sillonné . . .		**sil**
sourcil . . .		**src**
visage . . .		**vsg**
antérieur . =		α
postérieur . .		φ
droit . . .		ϑ

gauche . . .		⌇
supérieur . . .		C̲
inférieur . . .		C̲
interne . . .		i
externe . . .		ε
oblique . . .		b
oblique antérieur . .		b α
oblique externe . .		b ε
oblique interne . . .		b i

Les abréviations classées alphabétiquement.

abaissé . . . =		**ab**
acajou . . .		**acaj**
accentué . . .		**ac**
adhérent . . .		**adh**
angle . . .		**gl**
antérieur . . .		α
ardoisé . . .		**ard**
arrière . . .		**ari**
avant . . .		**avt**
azuré . . .		**az**
blond . . .		**bl**
bosse frontale . .		**bs fr**
bouche . . .		**bc**
brisé . . .		**br**
busqué . . .		**busq**
châtain . . .		**ch**
clair . . .		**cl**
cheveux . . .		**chvx**
cicatrice . . .		**cic**
circulaire . . .		**circ**
concave . . .		**cav**
concentrique = c où		**con**
convexe . . .		**vex**
courbe . . .		**c**
dentelé . = d ou		**dt**

descendant . . d ou		**des**
dessous . . .		C̲
dessus . . .		C̲
dévié . . .		**dv**
dimension . . .		**dm**
droit . . .		ϑ
effacé . . .		**ef**
éminent . . .		**em**
équerre . . .		**qr**
externe . . .		ε
fossette . . .		**fst**
front . . .		**fr**
furoncle . . .		**fur**
gauche . . .		⌇
golfe . . .		**gf**
grand . . .		**g**
grisonnant . . .		**grs**
horizontal . . .		**h**
identique . . .		**id**
inférieur . . .		C̄
interne . . .		i
jaune . . .		j
larynx . . .		**lrx**
léger . . .		**lg**

lobule	lob	racine		rc
marron	mar	rayonnant	$=$ r ou	ra
maxillaire	mx	rectangulaire		rec
médiane	md	rectiligne		r
milieu	ml	relevé		rel
moyen	m	rond		rnd
narine	nr	rousseur		rouss
nœvus	nv	roux		roux
noir	noir	saillant		sa
nombreux	nb	séparé		sep
nul	nl	sinueux		s
oblique	*b*	situé		st
orangé	or	sourcils		src
oreille	orl	sous		⊃
ouvert	o	supérieur		⊆
ovale	ov	tatouage		tat
parallèle	prl	tragus		trg
paupière	pp	traversé		trv
petit	p	triangulaire		tri
plat	plat	uni		u
plusieurs	pls	verdâtre	$=$ v ou	verd
pommettes	pmt	versé		v
postérieur	φ	vertical		vr
proéminence	prm	vif		vif
quelque	qq	visage		vsg

L'emploi du "Portrait parlé"

dans la pratique policière.

La recherche des personnes inconnues à l'aide du « Portrait parlé ». La manière d'employer le « Portrait parlé » pour la reconnaissance d'individus d'après leurs photographies du commerce et d'après leurs photographies signalétiques. La valeur signalétique de la face et du profil. De la reconnaissance à distance, etc.

Nous avons vu dans le chapitre précédent comment nous établissons une fiche de signalement descriptif. Nous allons étudier maintenant comment il faut procéder pour identifier un individu d'après son « portrait parlé ».

L'agent chargé de rechercher un individu en liberté à l'aide de sa description signalétique devra, en premier lieu, étudier à fond la fiche du portrait parlé à lui transmise. Il s'efforcera de retenir dans sa mémoire les caractères indiqués sur cette fiche. Nous rappellerons à cette occasion que ce ne sont que les caractères extrèmes, c'est-à-dire les caractères se trouvant des deux côtés de la gradation tripartite (p — m — g) qui sont inscrits sur la fiche, pendant que les caractères moyens ou intermédiaires restent en blanc.

Il n'est nullement nécessaire que l'agent apprenne par cœur toutes les indications de la fiche. Il suffira qu'il retienne bien les caractères les plus signalétiques et, une fois l'individu porteur des caractères principaux trouvé, il contrôlera ce premier résultat par la recherche, sur la figure de l'individu soupçonné, des autres caractères pour ainsi dire secondaires.

Lesquels des caractères faut-il considérer comme les plus signalétiques ? D'abord, tous les caractères signalés par la fiche comme extraordinaires de dimensions ou de formes par le soulignement. Nous trouverons, par exemple, sur une fiche, l'inclinaison du front notée comme **fuyant**. Ce soulignement signifie que la ligne décrite par le profil du front est extraordinairement oblique. Les fronts aussi fuyants étant relativement très rares, la vue d'un individu possédant cette particularité nous frappera précisément par le peu d'habitude que nous avons de rencontrer des fronts très obliques.

Un dos du nez très busqué (**busq.**) est également peu fréquent. Nous le remarquerons donc très facilement parmi beaucoup d'autres, par sa forme rare, rareté qui nous fait paraître cette forme extraordinaire, voire même ridicule. En outre, le dos du nez étant, par ses dimensions et par sa situation, un des caractères du visage les plus visibles, l'effet produit sur nous par sa forme extraordinaire sera d'autant plus grand.

Un nez de saillie **petite** nous frappera par sa disproportion avec le reste de la figure.

Viennent ensuite les caractères peu communs, même s'ils ne présentent pas une exagération de forme et de dimension reconnaissable par le soulignement du terme. Parmi ces caractères rares, mentionnons : la proéminence de la lèvre supérieure ou inférieure, le lobe de l'oreille descendant, en équerre ou golfe, la lèvre supérieure retroussée, les malformations crâniennes, le profil continu, le profil semi-lunaire, contour de la face en toupie, les angles de la mâchoire inférieure écartés, le prognatisme et l'orthognatisme, etc.

Les particularités de certains éléments ont aussi une très haute valeur signalétique, du moment où elles sont très visibles, soit sur la face, soit sur le profil. De telles particularités sont, par exemple : le bout du nez bilobé, la cloison médiane des narines très apparente ou non apparente, les différents strabismes du globe oculaire, etc.

Quelques combinaisons spéciales de deux ou plusieurs éléments principaux du visage ont, également par leur rareté, une très grande valeur signalétique. Nous citerons comme telles : la combinaison d'un dos du nez fortement convexe ou busqué avec une direction de la base du nez fortement relevée ; la combinaison, très rare, d'un dos du nez concave avec une base du nez abaissée ; le dos du nez très convexe combiné avec une saillie du nez très petite, etc.

L'indication de la nuance des cheveux et de la barbe a une moindre valeur signalétique, puisqu'il est très facile de la modifier artificiellement, à volonté. D'autre part, comme nous l'avons mentionné dans le chapitre « Œil », il est très difficile, sinon impossible, de reconnaître la couleur de l'iris d'un individu, si nous ne l'éclairons pas d'une manière spéciale. Aussi la couleur de l'auréole et de la périphérie, comme elle se trouve notée sur la fiche, ne nous servira que dans des cas exceptionnels. La plupart du temps, elle ne sera utilisée que pour le contrôle après la constatation de la concordance des autres caractères et après l'arrestation de l'individu.

Tout ce qui précède sera rendu plus clair par l'exemple suivant :

On nous charge de la recherche d'un individu, dont « le portrait parlé » est reproduit par la fig. 128. Examinons d'abord cette fiche. Nous y trouvons beaucoup de caractères en blanc : donc beaucoup de formes et de dimensions moyennes. Aucun caractère n'est souligné : donc pas de caractères exagérés de formes ou de dimensions. Nous trouvons, par contre, plusieurs termes entre parenthèses, donc des cas limités, peu tranchés, pouvant aussi être exprimés par les termes les précédant ou les succédant directement dans la gradation à sept échelons. Par exemple, le modelé du lobe de l'oreille est indiqué (**trav**), un second observateur l'aurait peut-être indiqué comme : **trav**, un troisième comme : i.

En étudiant maintenant de plus près les caractères notés sans parenthèse, qui sont donc des caractères nettement tranchés, nous en trouverons plusieurs ayant, par leur rareté relative ou par leur emplacement bien visible, une grande valeur signalétique. Nous y relevons dans cet ordre d'idées : 1. *sinus frontaux grands;* 2. *narines à cloison non apparente ;* 3. *la lèvre inférieure proéminente et pendante ;* et 4. *d'épaisseur grande;* 5. *sourcils clairsemés;* 6. *orthognatisme supérieur;* 7. *face longue et biconcave.*

Regardons maintenant la photographie signalétique reproduite par la planche V. Sur la vue du profil, l'orthognatisme supérieur, la proéminence et la grande épaisseur de la lèvre inférieure pendante nous frappent tout de suite. Le sinus frontal se remarque également très bien. La base du nez nous paraît abaissée, mais

PLANCHE V.

examinons de plus près et nous constaterons que la direction du bord libre de la narine droite est bien horizontale, mais qu'elle nous paraît abaissée par la non apparence de la cloison médiane. La vue de la face nous frappe par la longueur et la biconcavité de son contour. Les sourcils sont peu visibles par la rareté des poils, donc *sourcils clairsemés*.

Tous ces caractères frappants concordent parfaitement avec ceux signalés par notre fiche. Il y a donc une grande probabilité que nous nous trouvons en présence de l'individu que nous recherchons. Il ne nous reste qu'à vérifier le résultat par la comparaison des autres caractères notés sur la fiche avec ceux relevés sur la photographie du sujet suspect.

Commençons cette comparaison par le front. Sauf l'indication des sinus, la fiche ne contient aucune autre indication écrite : donc directions et dimensions intermédiaires. L'individu reproduit sur la planche V ne possède lui aussi que des dimensions et directions moyennes. Le dos du nez est signalé comme rectiligne, la base comme horizontale, la saillie du nez comme grande. Le sujet reproduit sur la planche V offre les mêmes particularités. L'oreille droite de l'individu décrit par la fiche est absolument identique avec celle de l'individu de la planche V. Les sourcils, paupières, globes, rides, la bouche, n'offrent rien de particulier ni chez l'individu de la fiche, ni chez celui de la planche V ; ils sont donc, chez les deux, de formes, dimensions et directions moyennes. La longueur du cou est mentionnée comme longue (g) sur la fiche, sur la photographie la hauteur du col fait supposer un cou long. La fiche décrit la barbe rasée, le sujet de la planche V ne porte aucune barbe. L'âge apparent inscrit sur la fiche est de 26 ans, la planche V nous montre la figure d'un homme dont l'âge n'est pas facile à constater, par suite de l'absence totale de la barbe, mais dont l'âge peut bien être de 25 à 30 ans. La nuance de l'iris de l'œil et celle des cheveux ne peut pas être constatée sur la photographie.

En résumé : Les caractères signalés par la fiche du « portrait parlé » de l'individu que nous sommes chargés de rechercher concordent absolument avec ceux relevés sur la photographie de profil et de face (dite « Bertillonage ») de l'individu de la planche V. La planche V reproduit donc les traits de l'individu signalé par la fiche reproduite par la fig. 128.

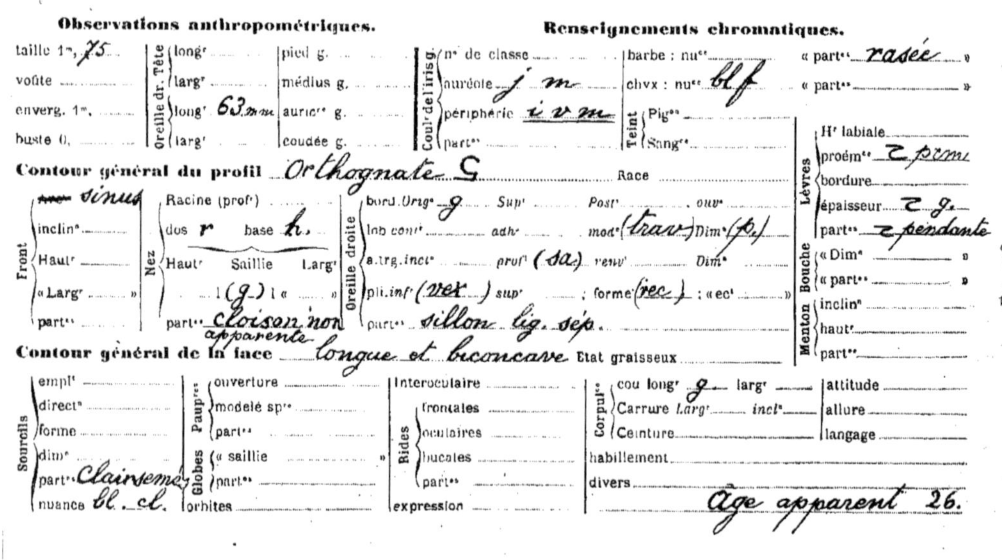

Observations anthropométriques.

Renseignements chromatiques.

taille 1ᵐ, *75* — Oreille dr. Tête { longʳ — pied g. — } n° de classe — barbe : nuᵉᵉ — « partᵉ *rasée* »

voûte — { largʳ — médius g. — } auréole *j. m.* — chvx : nuᵉᵉ *bl. f* — « partᵉˢ »

enverg. 1ᵐ. — { longʳ *63 mm* auricᵉˢ g. — } périphérie *i. v. m.* — Teint { Pigᵉˢ »

buste 0. — { largʳ — coudée g. — } partᵉˢ — { Sangᵉˢ »

Contour général du profil *Orthognate S* — Race — — Lèvres { Hᵗ labiale — proémᵉ *z. p. m.* bordure — épaisseur *z. g.* partᵉˢ *z. pendante*

Front { inclinᵉ — — Nez { Racine (profᵉ) — dos *r* base *h.* — Oreille droite { bord. Origᵉ *g* Supᵗ — Postᵗ — ouvᵉ — lob contᵗ — adhᵗ — modᵉ (*trav*) Dimᵉ (*h.*) Bouche { « Dimᵉ » « partᵉˢ » inclinᵉ

{ Hautʳ — { Hautʳ Saillie Largʳ — a. trg. incᵗ — profᵗ (*sa*) rennᵗ — Dimᵉ —

{ « Largʳ » — l (*g*) l « » pli. infᵗ (*vex*) supᵗ — forme (*rec*) ; « ecᵗ » —

{ partᵉˢ — partᵉˢ *Cloison non apparente* — partᵉˢ *sillon lig. sép.* — Menton { hautʳ — partᵉˢ —

Contour général de la face *longue et biconcave* État graisseux —

Sourcils { emplᵗ — directᵉ — forme — dimᵉ — partᵉˢ *Clairsemés* nuance *bl. cl.* — Paupⁱ { ouverture — modelé spᵉ — partᵉˢ — Globes { « saillie — partᵉˢ — orbites — Rides { Interoculaire — frontales — oculaires — bucales — partᵉˢ — expression — Corpulᵗ { cou longʳ *g* largʳ — Carrure *Largʳ* — incᵗ — Ceinture — habillement — divers — — attitude — allure — langage —

âge apparent 26.

FIG. 128.

Cette identification, comme le lecteur a pu s'en convaincre, n'a pas présenté de grandes difficultés, puisque nous avions devant nous une photographie. Cette même identification aurait certainement offert plus de difficultés si l'individu, au lieu d'être reproduit par une photographie, s'était trouvé en liberté sur la voie publique. Mais pourtant la méthode d'opération aurait été la même : constatation, sur l'individu, des mêmes caractères les plus signalétiques qui sont mentionnés par la fiche de recherche, comparaison des caractères secondaires de la fiche avec ceux de l'individu suspect par la concordance des caractères principaux.

Il nous reste à ajouter quelques mots sur l'exécution de cette confrontation d'un signalement descriptif avec un individu en liberté.

L'agent chargé de la recherche, sur la voie publique, d'un individu d'après un portrait parlé étudiera d'abord à fond son signalement, suivant les indications données plus haut. Il devra être à même de réciter et de décrire de mémoire la figure de celui qu'il poursuit. Il évitera, autant que possible, de consulter en public la fiche signalétique qu'il aura, bien entendu, dans sa poche.

Les différents procédés employés pour observer les passants, sans attirer leur attention, sont connus de tous les policiers et il n'est guère nécessaire d'en donner ici la description. Ils sont, du reste, d'une très grande variété et dépendent un peu du naturel de l'agent. Toujours est-il que l'agent devra porter toute son attention sur la figure des individus et rechercher rapidement les particularités les plus frappantes.

Il arrive quelquefois que l'agent croit reconnaître sur la figure d'un passant certain caractère particulier mentionné sur la fiche signalétique, sans en être tout à fait sûr, parce que l'individu a passé trop vite, le col de l'habit a été relevé, ou encore parce que le chapeau était enfoncé sur le front. Dans ce cas, il s'agit de vite vérifier l'observation. Admettons que le signe le plus caractéristique indiqué sur la fiche soit une forte déviation à gauche du bout du nez. Un individu sortant de l'entrée d'une gare a si vite passé à côté de l'agent posté là en observation, que ce dernier a bien cru constater une déviation du bout du nez à gauche mais n'en est pas parfaitement sûr. L'individu suspect s'arrête un peu plus loin pour s'orienter ou pour héler un fiacre. L'agent cherchera à se porter en avant de l'individu, de sorte qu'il puisse voir sa figure en pleine face, sans toutefois passer directement à côté de lui pour ne pas attirer son attention. Quelques secondes suffisent à un agent exercé pour constater la déviation du bout du nez. Si réellement la déviation existe, il s'agit de rechercher les autres caractères de la face mentionnés sur le signalement. Cette opération peut être exécutée très rapidement par un agent bien familiarisé avec le portrait parlé et n'exige que quelques secondes. En se portant inostensiblement du côté droit de l'individu soupçonné, l'agent examinera le profil de la même façon que la face.

Il est à remarquer que bien souvent les criminels se rasent en partie ou complètement la barbe, ou bien, au contraire, s'affublent d'une fausse barbe. Ce «truc» constaté, ce qui généralement n'est pas difficile pour l'opérateur exercé, toute l'attention de l'agent se portera alors sur le front, le nez, les sourcils et surtout l'oreille. Il est vrai qu'on peut cacher la véritable forme du nez par un faux nez. Mais même les faux nez les plus habilement posés, sont reconnaissables par leur aspect cireux et la différence de la coloration. Du reste, l'usage des faux nez est relativement très rare. On aura plus souvent à constater l'emploi de perruques.

Il est très utile pour l'agent chargé de la recherche d'un individu de porter toujours sur lui un journal de grandes dimensions. En dépliant ce journal et en faisant semblant de le lire, il est souvent très facile d'observer des gens sans qu'ils s'en doutent. L'emploi de lorgnons ou de lunettes à verre bleu-foncé ou noir est aussi recommandable pour certains cas. Les vitrines des magasins sont également commodes pour l'observation des gens qui stationnent ou passent devant le magasin. Suivant la position qu'on occupe, tout en faisant semblant d'examiner la vitrine, on voit l'image des personnes en question nettement réfléchie par la glace de la vitrine.

Enfin les cas se présentant dans la pratique policière étant très variés, il appartient à l'agent de choisir sa tactique suivant les circonstances.

Il se rappellera toutefois pour la reconnaissance par le « portrait parlé » qu'il faut faire abstraction de l'ensemble de la figure pour ne s'attacher qu'à l'analyse de chaque élément de la figure séparément.

Les renseignements divers notés sur la fiche signalétique sont bien souvent fort utiles pour la reconnaissance d'un individu en liberté d'après son « portrait parlé ». Il est par exemple impossible de dissimuler une **démarche boiteuse**. D'autres renseignements rentrant dans cette catégorie sont : l'inclinaison de la ligne des épaules, qu'on reconnaît facilement sur le sujet vu de dos, l'attitude et la démarche (voir le paragraphe spécial). Nous mentionnerons encore tout spécialement la voix et le langage, qui ont souvent servi à faire reconnaître un individu. Dans un lieu où se trouve rassemblé un grand nombre de personnes, une salle de café ou la salle des pas perdus d'une gare, par exemple, y a-t-il quelque chose de plus puissant pour attirer notre attention que la perception d'une voix très forte et aiguë ou celle d'une voix faussée par un bégaiement très prononcé ?

Jusqu'à maintenant, nous avons étudié la manière de reconnaître un individu d'après la description écrite de son visage, en d'autres termes d'après sa fiche du « portrait parlé » ; nous allons examiner dans ce qui suit l'identification d'un individu d'après une photographie signalétique, et l'identification par la photographie en général.

Les photographies des criminels faites par les services policiers en vue d'une reconnaissance ultérieure à l'aide de ces portraits, sont produites aujourd'hui à l'aide d'appareils spéciaux créés par M. Alphonse Bertillon et qui donnent des photographies d'un type uniforme correspondant le mieux aux conditions exigées par le but à atteindre.

Sur ces photographies signalétiques, qu'on a nommées « bertillonnages » d'après l'inventeur, chaque individu est représenté rigoureusement de face et de profil. Le portrait de profil nous permettra de reconnaître un individu inconnu, celui de face un individu connu. Cette affirmation semble à première vue étrange, mais nous en donnerons l'explication dans les lignes suivantes :

Il est constaté que dans la pratique des photographes, le nombre des portraits pris de face ou de trois-quarts est sensiblement plus élevé que celui des portraits de profil. Cela provient du fait que le profane, c'est-à-dire celui qui ne s'est jamais occupé de l'analyse systématique de la figure humaine (du « portrait parlé »), juge les photographies prises de face ou de trois-quarts plus ressemblantes que celles prises de profil. Cela est-il vrai ? Non. Un bon portrait de face ou de profil doit présenter, et présente aussi en réalité, le même degré de ressemblance. En l'espèce, le public est amené à ce préjugé par le fait suivant : dans la vie ordinaire, nous sommes habitués à voir les gens de face ou plus rarement de trois-quarts. Lorsque nous parlons à quelqu'un, le bon ton veut que nous le regardions dans les yeux : ainsi nous sommes obligés de le voir de face. Nous rencontrons une connaissance dans la rue, marchant en sens inverse, il est évident que nous la voyons de face. Pendant le petit moment que nous pouvons voir son profil, c'est-à-dire pendant la fraction de minute où nous la croisons, nous sommes généralement occupés à remettre notre chapeau, que nous avons enlevé pour la saluer, ou nous regardons devant nous pour ne pas oublier de saluer une seconde connaissance et pour éviter d'entrer en collision avec une troisième personne. Le temps nous a manqué en tout cas pour fixer dans notre cerveau l'aspect du profil du passant. Notre cerveau s'habituera donc à la vue de face et non pas à celle de profil. Il en résulte qu'en présence des portraits d'une même personne, les uns de face, les autres de profil, le travail du cerveau est presque nul, par suite de l'habitude, pour la reconnaissance de la vue de face ; mais pour retrouver l'original de la vue de profil, le cerveau doit faire un certain effort. En d'autres termes, nous reconnaissons plus facilement une personne vue de face que de profil.

Il en est tout autrement s'il s'agit de reconnaître, d'après sa photographie, une personne qu'on n'a jamais vue. Dans ce cas, c'est presque uniquement le portrait de profil qui pourra nous guider dans nos recherches. En effet, la vue de face n'est qu'une projection de l'ensemble. La saillie du nez, par exemple, ne peut être devinée qu'approximativement par le jeu des ombres. Il en est de même pour la direction du front, du dos du nez, etc. En regardant une telle projection de la figure d'une personne connue, nous la complétons machinalement par notre souvenir. En présence de la vue de face d'une personne inconnue, nous ne pouvons déterminer indiscutablement que très peu de lignes de l'ensemble.

La vue de profil, par contre, nous renseigne immédiatement sur la direction réelle du front, du dos du nez, de la base du nez, du menton, et surtout elle nous montrera la conformation du pavillon de l'oreille.

Il est évident que la reproduction de la face peut nous être utile pour la recherche d'une personne inconnue. Elle nous montrera, par exemple, la grandeur de la bouche, la forme des sourcils, etc., et elle nous donne une impression de l'ensemble qui pourra nous être utile pour nos recherches ; mais pour avoir la certitude, il faut comparer, sur l'original et sur la reproduction, la direction et la grandeur des traits, et cela n'est possible, au moins pour la plupart des traits au nombre desquels se trouvent les plus signalétiques, qu'avec une vue de profil. Aussi les agents ne se servent presque jamais de la vue de face d'un individu se trouvant sur une fiche signalétique d'après le système Bertillon, et qu'ils ont mission de rechercher, mais seulement de la vue de profil.

Il est facile de vérifier, à l'aide de fiches signalétiques, ce fait que la reconnaissance de personnes connues est plus facile sur une vue de face, celle des personnes inconnues (parmi lesquelles nous compterons aussi les récidivistes dont l'aspect général du visage a considérablement changé par suite de l'âge, de la barbe poussée, etc.) sur une vue de profil et que le public reconnaît beaucoup plus facilement un portrait pris de face que celui pris de profil. Aussi est-il, dans la plupart des cas, absolument inutile de montrer aux témoins laïques, c'est-à-dire non habitués au portrait parlé, la photographie de profil d'un incriminé qu'on veut leur faire reconnaître.

L'identification de deux photographies signalétiques.

(Bertillonnages.)

L'identification de deux photographies, faites toutes les deux avec l'appareil Bertillon, est des plus aisées.

Nous mettrons les deux fiches l'une à côté de l'autre et nous commencerons, *sur le portrait de profil*, à examiner les lignes et la direction des traits, en d'autres termes nous établirons le portrait parlé des individus reproduits sur les deux photographies. Notre attention se portera tout spécialement sur l'oreille droite, visible sur le portrait de profil, car, comme nous l'avons répété à maintes reprises, la forme de l'oreille a une valeur signalétique très grande. En cas d'identité des deux photographies, les traits et surtout l'oreille devront montrer exactement le même tracé linéaire. Le collationnement des marques particulières, nœvus, cicatrices, etc., comme aussi celui de la ligne de l'insertion des cheveux, ne fera que collaborer à la conviction de l'identité ou de la non-identité des deux portraits. Les marques particulières sont pourtant sujettes à caution dans ce sens que souvent on ne retrouve pas sur une des images un grain de beauté, etc., qu'on a relevé sur l'autre. Cette absence n'est pas une indication de non-identité. En effet, le petit point noir de l'une des photographies, pris pour un grain de beauté, un nœvus, etc., a pu être provoqué, au moment de la pose, par un accident passager de la peau, tel qu'un bouton, qui disparaissait après quelques jours de la figure du sujet photographié. Il est évident qu'une seconde photographie du sujet, prise après la disparition du bouton, n'en montrera plus aucune trace. Il faut également se méfier des petites piqures transparentes de la gélatine qui donnent, sur la copie, un point noir, quelquefois pris pour un nœvus, etc., et que l'opérateur, par inadvertance, n'a pas fait disparaître du cliché par l'application d'un peu de couleur. Ajoutons que les indications anthropométriques (mesure de la taille, de la longueur de la tête, etc.), qui accompagnent presque toujours le portrait signalétique, viennent encore corroborer nos observations et confirmer notre diagnostic sur l'identité ou la non-identité des deux photographies.

Comparaison, en vue d'identification, d'un portrait signalétique avec un portrait du commerce, ou de deux portraits du commerce ensemble.

On sait que les photographes portraitistes font disparaître soigneusement, par une retouche au crayon, toute irrégularité de la peau (rides, etc.). La photographie qui en résulte n'a que trop souvent plus qu'une vague ressemblance avec l'original, surtout si elle est prise de face. Naturellement, la comparaison d'un tel portrait avec une photographie signalétique est alors des plus difficiles.

Le meilleur mode de comparaison, dans ce cas, est de se procurer, si faire se peut, le négatif ayant servi pour la confection du portrait de commerce et de le débarrasser de la retouche. On y arrive en traitant les endroits retouchés avec un tampon imbibé d'alcool et de benzine. Sur le cliché débarrassé de sa retouche on cherchera les marques particulières, etc., au préalable couvertes par le crayon, et on les comparera avec celles relevées sur le portrait signalétique ou avec celles du second cliché de commerce dont on a également détruit la retouche par le moyen indiqué plus haut.

La comparaison d'une photographie du commerce avec une seconde ou avec un portrait signalétique est naturellement beaucoup plus facile, s'il s'agit de poses de profil, où le tracé linéaire des traits est nettement visible. Mais, comme nous l'avons constaté plus haut, les photographies de profil sont beaucoup plus rares que celles de face ou de trois-quarts. En tout cas, on essayera d'établir le « portrait parlé » aussi exact que possible des photographies suspectes.

La comparaison de deux photographies du commerce en vue de l'identification devra toujours être faite avec beaucoup de précaution. Les photographies laissent très souvent à désirer, et cela au point de vue de la netteté et de la distribution de la lumière. Et, si on se rappelle qu'une distribution défectueuse de la lumière peut faire paraître sur la vue de face, par les ombres portées, certains éléments de la figure plus volumineux ou moins volumineux qu'en réalité, on comprendra qu'une photographie de face montrant une telle défectuosité de l'éclairage peut parfaitement induire en erreur l'examinateur. Le portrait de profil est beaucoup plus sûr, puisque nous n'avons plus devant nous une projection, où nous devinons les dimensions et lignes des traits par les ombres portées, mais une image nous montrant directement les lignes des traits.

Les cas, où la non-identité est immédiatement visible par une différence complète des traits, sont très nombreux, mais ceux où il y a ressemblance, quelquefois frappante, ne sont pas rares non plus. La recherche des marques particulières est alors indispensable. En outre, si les dissemblances physionomiques entre deux photographies sont augmentées par des changements de coupe de la barbe et des cheveux, on couvrira l'emplacement du système pileux de chaque visage, au moyen d'un masque de papier découpé, de façon à ne laisser voir que les parties semblables.

L'identification d'une photographie avec un détenu.

On fera prendre à l'inculpé la pose de l'épreuve photographique et on procédera à l'examen minutieux des traits, suivant la méthode du « portrait parlé ». On examinera surtout l'oreille, le nez, le front et le menton. Si la photographie qu'on possède n'est pas très bien exécutée et si surtout l'oreille n'y est pas très nettement reproduite, il est souvent fort utile de montrer à l'inculpé la photographie douteuse, tout en se gardant d'exprimer son doute devant lui.

D'après M. Bertillon, l'inculpé, si la photographie est la sienne, ne pourra pas s'empêcher de la regarder longuement pour chercher des points de dissemblance. Si, par contre, la photographie n'est pas de lui, après un rapide coup d'œil, il discutera sans peine vos conclusions.

Reconnaissance d'une photographie par le public.
(Témoins, etc.)

Pour faire reconnaître une photographie par des profanes, non familiers avec les photographies signalétiques et le portrait parlé, on procédera comme suit : on mélangera la photographie suspecte avec d'autres et on les présentera toutes au témoin. Celui-ci, mettant de côté toutes les autres et ne retenant que la photographie visée, la preuve est indiscutable.

Si, par contre, le témoin hésite, on attirera son attention uniquement sur le portrait qu'on veut faire reconnaître, tout en lui donnant des renseignements sur la couleur des yeux, la teinte de la barbe et des cheveux, la taille, etc. Malgré tout cela, le témoin ne reconnaîtra souvent pas une photographie signalétique ou au moins il ne se prononcera pas avec certitude. Cela provient de ce que ces photographies, strictement de profil et de face, d'une immense valeur pour le policier, ont un aspect étrange pour le non-policier ; le public n'est pas habitué à voir des portraits faits de cette manière et a, par conséquent, plus de difficultés à les identifier avec leurs originaux.

Dans ce cas on fera bien, s'il y a possibilité, c'est-à-dire si l'individu suspect est arrêté, de le photographier en pied et de présenter alors ce portrait en pied au témoin. Très souvent le témoin se prononcera alors, avec sûreté, sur l'identité de l'individu. Quelquefois il devient même nécessaire de présenter aux témoins une photographie, prise de côté ou même de dos, de l'individu incriminé. Cela sera toujours indispensable si l'incriminé a été vu seulement de dos ou de côté.

Distance maxima de la vue distincte.

A quelle distance pouvons-nous reconnaître quelqu'un ? M. A. Bertillon, d'après une étude intéressante du D' Vincent (dans le *Traité de médecine légale,* de Legrand du Saule) nous donne la réponse suivante (pour la vue normale) : « La réponse à cette question dépend d'un certain nombre de circonstances, comme du degré de connaissance que l'on a des individus, de la manière d'être plus ou moins accentuée de leurs caractères, soit de totalité, soit partiels, de l'éclairage, des couleurs, des contrastes, etc. Les caractères qui font reconnaître une personne à distance appartiennent soit à la totalité du corps, comme la stature, l'habillement, les allures, soit à la tête, comme la coiffure, le système pileux, la barbe, le volume et la forme du crâne, les particularités de la face, la saillie des yeux, du nez, du menton, etc., etc.

« Le D' Vincent divise les personnes à reconnaître en trois catégories :

Première catégorie : Les personnes que nous connaissons parfaitement, que nous voyons très souvent et avec qui nous avons de fréquentes relations et dont les caractères de totalité nous sont très familiers. Si les caractères de totalité sont très accentués (stature élevée, singularité d'allures, excentricité de l'habillement), ces personnes peuvent être reconnues, à la lumière du jour, à une distance plutôt inférieure que supérieure à 100 m. Au delà de 150 m., il est très difficile de reconnaître la personne la mieux connue. Si les caractères de totalité sont peu accentués, la distance à laquelle on peut reconnaître un individu varie de 40 à 80 m., en moyenne 60 m.

Deuxième catégorie : Les personnes que nous connaissons moins, que nous voyons peu souvent, dont les caractères de totalité ne nous sont pas familiers, ne peuvent être distinguées au delà de 25 à 30 m.

Troisième catégorie : Les personnes vues une fois seulement sont très difficiles à reconnaître à distance. Il faut, dans ce cas, distinguer les traits de la face, ce qui ne peut se faire qu'à une distance de 15 m. et au-dessous. Dans ce cas, les caractères de totalité sont insuffisants, à moins d'une excentricité hors ligne. »

Le mode d'éclairage de la personne ou de la chose observée présente aussi un certain intérèt.

Ainsi l'éclairage direct du soleil donne une vue distincte plus nette et à une plus grande distance des objets ou des personnes, lorsque l'observateur est plongé dans la lumière diffuse et uniforme du jour ; le contraire a lieu lorsque l'observateur est dans un milieu fortement éclairé et ce qu'il voit dans la lumière diffuse.

A la clarté de la lune, l'homme ne peut être reconnu qu'à une distance très faible et variable suivant l'époque de l'évolution lunaire : 2 m. à 6 m. au premier quartier, suivant la catégorie de la personne à reconnaître ; de 7 à 10 m. à la pleine lune. Il est difficile de reconnaître, par le plus beau clair de lune, la personne la mieux connue au delà de 15 à 16 m. »

La reconnaissance des cadavres.

Les cadavres des inconnus seront identifiés par la fiche anthropométrique, si cela est possible, c'est-à-dire si l'individu, de son vivant, a passé par un service d'identification anthropométrique. La mensuration sur le cadavre se pratique en suivant la même méthode que celle utilisée pour la mensuration sur le vivant. Si le cadavre doit être photographié, on le « revifiera » à l'aide d'une injection de glycérine dans l'œil et d'un maquillage des lèvres et, si cela est utile, des joues avec du carmin ou du cinabre. Les cadavres ayant stationné longtemps dans l'eau et étant, par ce fait, privés en grande partie de l'épiderme, seront rendus plus reconnaissables par le saupoudrage de leur figure avec une mince couche de talc, qu'on fait entrer dans le restant de la peau au moyen de pressions légères, mais souvent répétées, et exercées par les doigts de l'opérateur (le lecteur désirant plus de détails sur la revification des cadavres, en trouvera une instruction complète dans *La Photographie judiciaire*, de R.-A. Reiss).

L'identification d'un cadavre à l'aide de la photographie se fait de la même façon que celle des détenus. Pourtant le nez, le front, etc., étant souvent déformés chez les cadavres ayant stationné dans l'eau, etc., on s'attachera surtout à l'analyse de l'oreille, dont la forme reste à peu près intacte, même par un long stationnement dans l'eau.

Le D. K. V.

Nous avons vu dans le chapitre précédent que pour identifier un individu par la photographie, il faut comparer les traits de sa figure avec ceux reproduits sur la photographie et cela à l'aide du « portrait parlé », c'est-à-dire par l'analyse systématique et détaillée des éléments constituant le visage humain.

Le même « portrait parlé », ou plutôt une partie du « portrait parlé », nous servira également au classement des photographies d'individus recherchés et nous permettra de constituer un album contenant plusieurs milliers de photographies, parmi lesquelles, en très peu de temps, on pourra retrouver un individu donné.

Cet album, créé par M. *Alphonse Bertillon*, et dénommé le **D. K. V.** (abréviations de (Deq. car. vex.), est actuellement en usage dans les commissariats de police de Paris et, vu sa haute importance pour la surveillance de toute sorte de criminels, mériterait d'être adopté par toutes les directions de police.

Le D. K. V. de Paris contient environ 2000 photographies, chacune profil et face (réductions de photographies signalétiques). qui correspondent approximativement à :

1. 1500 individus figurant sur les « états signalétiques des condamnés atteints par l'article 19 de la loi du 27 mai 1885 », et soumis à l'interdiction de séjour pour deux ans au moins à dater de l'apparition du recueil (avril 1903).

2. 3 à 400 individus figurant sur les états dits : « Signalements des transportés ou relégués évadés des pénitenciers de la Guyane ou de la Nouvelle-Calédonie ».

3. 80 à 100 individus se trouvant sous le coup d'un mandat d'arrêt ou d'amener, ou d'un jugement par défaut.

Les photographies de profil et de face, à la réduction du dixième de la grandeur naturelle, portent en abrégé les indications signalétiques suivantes :

En haut et à gauche, la date de naissance, l'âge au moment de la photographie et le nombre d'années écoulées depuis cette opération jusqu'à 1903, de sorte que la somme des deux derniers nombres indique l'âge actuel du sujet.

En haut et au milieu, la taille, puis la couleur de l'auréole et celle de la périphérie de l'iris gauche.

En haut et à droite, la nuance des cheveux.

En bas et à droite, la nuance de la barbe.

En bas et au milieu, la forme du dos du nez.

En bas et à gauche, les deux premières indications caractéristiques de l'oreille dans l'ordre d'un tableau montrant les formes d'oreille servant à la classification des photographies. Ce tableau précède la planche n° 1.

A gauche et vers le milieu, la longueur de l'oreille droite.

Un rectangle blanc, au-dessous de chaque photographie, contient :

A gauche : un numéro d'ordre qui renvoie à une liste à la fois numérale et alphabétique comprenant tous les sujets représentés dans l'album. Cette liste se trouve à la fin du volume.

Au-dessous de ce numéro d'ordre : pour les condamnés visés par la loi de 1885 (interdiction de séjour) le nombre d'années pendant lesquelles ils resteront soumis à l'interdiction de séjour, à dater du mois de la libération inscrit au-dessous ;

pour les évadés, la date de l'évasion ;

pour les individus sous le coup d'un mandat ou d'un jugement par défaut, la date des dits mandats ou jugements.

A droite : l'indication, en abrégé, des marques particulières (généralement au nombre de trois) choisies de préférence parmi celles de la figure ou des mains.

AMÉNAGEMENT DE L'ALBUM
ET CLASSEMENT DES PHOTOGRAPHIES

L'album est de forme oblongue. Si nous l'ouvrons, nous trouvons d'abord une notice explicative de son emploi et ensuite un tableau produit par tirage photographique et représentant les différentes formes d'oreilles qui servent au classement des portraits.

Les particularités de l'oreille ayant servi à M. Bertillon pour classer les photographies se trouvent toutes dans le triangle inférieur de l'oreille.

Les formes de classement sont (voir le chapitre « portrait parlé », paragraphe « oreille ») :

1. *Le lobe à contour descendant ou équerre* (abréviation : **Deq**).
2. *L'antitragus à profil cave ou rectiligne* (abréviation : **Car**).
3. *Pli inférieur à coupe convexe* (abréviation : **Vex**).
4. *Lobe à modelé traversé* (abréviation : **Tra**).
5. *Lobe à adhérence sillonnée ou isolée* (abréviation : **Sep**).
6. *Antitragus à profil saillant* (abréviation : **Sa**).

Pour que ces formes puissent être prises pour le classement, il faut qu'elles soient franchement prononcées. Aussi le tableau contient pour chaque forme cinq exemples, dont trois sont suffisamment prononcés pour être classés et deux qui en sont exclus.

En outre, il montre encore cinq exemples d'oreilles présentant tous les caractères ensemble utilisés pour le classement.

A part des formes d'oreilles énumérées ci-dessus, les photographies sont encore réparties en trois embranchements suivant la forme générale du dos du nez, abstraction faite des sinuosités.

1. Nez à dos concave (**Cave**).
2. Nez à dos rectiligne (**Rectiligne**).
3. Nez à dos convexe ou busqué (**Vex**).

Ces trois formes servent à diviser le volume en trois grandes parties à peu près égales. La répartition est faite à l'aide d'encoches formant escalier et pratiquées sur le bord supérieur des planches photographiques (voir fig. 129). Ainsi si nous nous trouvons en présence d'un dos du nez *vex*, nous ne chercherons l'individu que dans la partie du volume dont le bord supérieur porte la mention : **nez vex.**

Le bord latéral de chacune des trois parties principales, dans sa partie supérieure, forme également escalier dont chaque gradin contient une des formes d'oreilles mentionnées plus haut, et cela dans l'ordre suivant : **Deq, Car, Vex, Tra, Sep, Sa, X**. La catégorie X représente des oreilles ne montrant aucune des formes servant à la classification. Par cette division nous avons donc trois parties ou *embranchements* principaux, partagés eux-mêmes, de nouveau, en sept *groupes* suivant la forme de l'oreille.

Les cinq premiers *groupes* sont de nouveau divisés en quatre *sous-groupes* d'après la deuxième forme caractéristique observée sur l'oreille, toujours en suivant l'ordre indiqué plus haut. Pour séparer chaque sous-groupe, la partie inférieure du bord latéral est également en escalier, mais les gradins contiennent généralement plusieurs formes consécutives : **Car** et **Vex** ; **Tra, Sep, Sa**, etc.

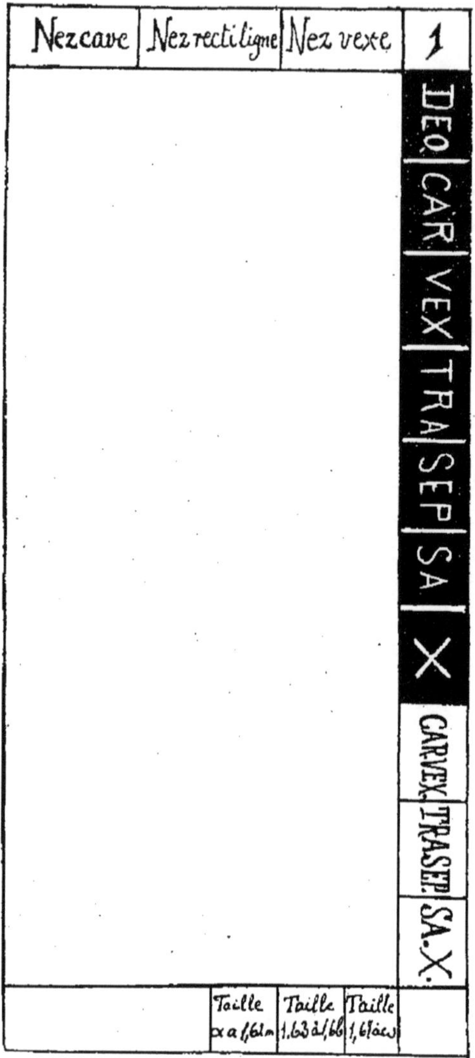

Fig. 129.

Pour différencier la division latérale supérieure de la division latérale inférieure, les gradins supérieurs sont à fond noir et écriture blanche, et les gradins inférieurs à fond blanc et écriture noire.

Les sous-groupes, de leur côté, sont de nouveau divisés, par

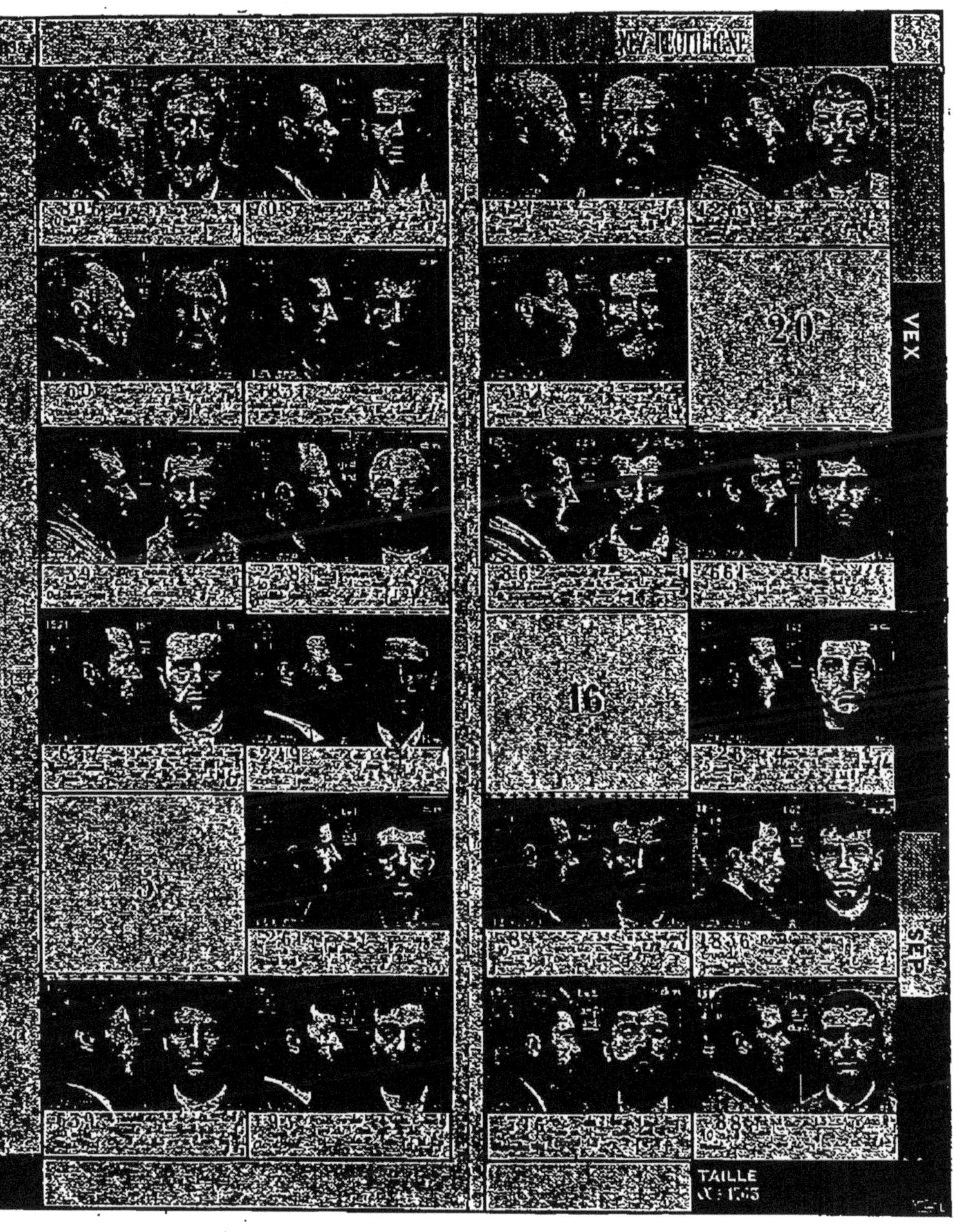

PLANCHE VI.

Page double du D. K. V.

(Composée pour la démonstration.)

encoches en forme d'escaliers sur le bord inférieur du volume, en trois *divisions*, et cela à l'aide de la taille.

Chaque division de taille est représentée par une planche, composée de deux pages qui se font vis-à-vis, entre lesquelles les photographies sont réparties en deux classes, d'après la nuance de l'iris : les impigmentés, les jaunes et les orangés clairs sur la page à gauche ; les orangés moyens, les châtains et les marrons sur la page de droite.

Sur chaque page, l'ordre suivi de haut en bas, puis de gauche à droite, est commandé par la date de naissance, en commençant par la date la plus éloignée. La *section* des individus d'âge moyen, nés de 1866 à 1875, est séparée de celle des sujets plus âgés qu'eux par une ligne formée d'une suite de signes « plus » (+ + + + + +), et de celle des sujets moins âgés qu'eux par une ligne formée d'une suite de signes « moins » (— — — — — —).

Dans les albums comprenant plus de 2000 photographies, une nouvelle division, en trois subdivisions, est obtenue par la longueur de l'oreille.

MANIÈRE DE RECHERCHER UN INDIVIDU
DANS LE D. K. V.

On relèvera sur l'individu, dont on veut rechercher la photographie, les caractères suivants, et on les inscrira dans l'ordre ci-après indiqué :

1. **Forme du dos du nez,** en signalant les cas limites voisins de la forme rectiligne au moyen des expressions abrégées **cav—r** ou (si le dos est plutôt rectiligne que cave) **r-cav, vex-r** ou **r-vex.**

2. **Formes caractéristiques de l'oreille.** On les notera en suivant l'ordre indiqué plus haut. Les formes douteuses sont mises entre parenthèses. Quand, dans le relevé, on n'obtient comme forme certaine qu'un seul des caractères : *Deq, Car, Vex, Tra* ou *Sep, Sa,* la lettre X est inscrite en dernier lieu ; enfin, cette lettre intervient également en l'absence de tout caractère certain.

3. **Taille,** aussi exactement que possible.

4. **Longueur de l'oreille,** si le D. K. V. contient des subdivisions d'après la longueur d'oreille.

5. **Couleur de l'iris gauche.**

6. **Age apparent.**

7. **Les autres renseignements signalétiques.** Tous les caractères devront être nettement visibles. En cas de doute, on les inscrira entre parenthèses.

La recherche s'effectue d'abord en suivant l'ordre de la classification, par l'élimination successive des groupes de pages qui sont munies d'index ne correspondant pas aux caractères qui, dans le relevé, ont été notés comme bien établis (sans parenthèse). L'élimination aura donc lieu à l'aide :

1. du dos du nez (lettres noires sur fond blanc sur le bord supérieur de la page de droite) ;

2. de la première forme caractéristique de l'oreille (lettres blanches sur fond noir sur la partie supérieure latérale de chaque page de droite) ;

3. de la deuxième forme caractéristique de l'oreille (lettres noires sur fond blanc sur la partie inférieure latérale de chaque page de droite) ;

4. de la taille (lettres blanches sur fond noir sur le bord inférieur de la page de droite) ;

5. de la longueur de l'oreille (lettres noires sur fond blanc sur le bord inférieur de la page de droite).

Ainsi on arrivera à une seule planche de l'album dont les index correspondent aux caractères relevés sur le sujet.

La couleur de l'iris indiquera si les recherches ultérieures seront à effectuer sur la page de gauche ou de droite. Finalement l'âge apparent décidera de la section dans laquelle devra se trouver la photographie recherchée.

Il arrive très fréquemment qu'il faut procéder à une recherche double et cela dans les cas limites ou ceux où, le caractère relevé n'étant pas suffisamment franc, le portrait est classé dans un autre groupe ou sous-groupe. Ainsi un individu d'une taille de 1,64 m. peut être classé dans la division α, à 1,64 m. ou dans celle de 1,65 m. à ω. On le recherchera alors dans les deux. Le sujet possédant une oreille franchement **Deq**, mais les autres caractères **Vex** et **Sep** étant moins nettement tranchés, sa photographie peut être classée dans les sous-groupes : **Deq-vex** ou **Deq-sep**, ou encore dans le sous-groupe **Deq-x**.

En général, on cherchera d'abord les combinaisons notées sans parenthèse et ensuite, si l'on n'est pas arrivé à un résultat, ce qui est toujours possible par les différences d'appréciation qui arrivent même entre les meilleurs observateurs, on cherchera les autres combinaisons possibles en suivant l'ordre des index. Si l'on n'arrive pas encore au portrait recherché, on comparera chacune des indications relevées avec les index de la planche à laquelle on est arrivée, mais cette fois en sens inverse de celui qu'on a observé jusqu'alors.

Exemple : Signalement de l'individu qu'on veut rechercher dans le D. K. V :

Dos du nez : **vex**.

Formes caractéristiques de l'oreille : **vex. (sep). x**.

Taille : **1,66 m**.

Couleur de l'iris gauche : **marron sur fond intermédiaire verdâtre**.

Age apparent : **20 ans** (donc date de naissance, 1903-20 = 1883).

Signalement en caractères abrégés :

vexe.   vex (sep) x   1,66 m.   mar.   1883.

Nous chercherons d'abord la combinaison :

vexe   vex-x   1,66 m.   mar.   1883.

Si nous ne trouvons pas le sujet :

vexe   vex-x   1,67 m.   mar.   1883.

vexe   vex-sep   1,66 m.   mar.   1883.

vexe   vex-sep   1,67 m.   mar.   1883.

Et finalement :

vexe   sep-x   1,66 m.   mar.   1883.

Remarque importante pour l'usage du **D. K. V**. Pour la recherche d'un individu dans le *D. K. V.*, l'agent devra s'habituer à procéder au relèvement des caractères signalétiques dans l'ordre indiqué plus haut. Il notera *toujours* les caractères en abréviations. Pour retenir l'ordre des formes d'oreilles, il retiendra la phrase suivante :

Décavés, tracez-ça... (quoi ?)... x. (**Deq, Car, Vex, Tra, Sep, Sa... X**).

VOCABULAIRE FRANÇAIS-ALLEMAND-ITALIEN-ANGLAIS
du "Portrait parlé".

Ce vocabulaire, ordonné par les éléments de la figure humaine en suivant l'ordre de la fiche du signalement descriptif, contient les termes employés dans la pratique du *Portrait parlé* en français, allemand, italien et anglais. Les expressions allemandes sont, dans la grande majorité, celles proposées par M. le D' von Sury dans son édition allemande des *Instructions signalétiques* de M. Alphonse Bertillon. Ces termes sont adoptés par les services d'identification de la Suisse allemande. Les termes italiens nous ont été fournis par M. le professeur D' Galli-Valerio, de l'Université de Lausanne. Les termes anglais ont été choisis en collaboration avec M. le D' G.-W. Johnson, de Lausanne. Nous proposons, par la présente, l'adoption de ces nouveaux termes par les polices italienne et anglaise.

(Les titres et soustitres des différentes rubriques de la fiche signalétique sont imprimés en caractères différents.)

L'œil	Das Auge	L'Occhio	The eye
Auréole	*Innere Zone (Aureola)*	*Aureola*	*Inner Zone*
FORME	FORM	FORMA	FORM
dentelée	gezæhnt	dentata	denticulated
concentrique	konzentrisch	concentrica	concentric
rayonnante	sternfœrmig (strahlenfœrmig)	raggiante	radiation
NUANCE	ART DES FARBESTOFFES (Nüance)	TINTA	SHADE
pâle	blass	pallida	pale
jaune	gelb	gialla	yellow
orangée	orange	aranciata	orange

châtain	kastanienbraun	castagna	light brown
marron	schwarzbraun	castagno - scura (marrone)	dark brown
TON	SCHATTIERUNG (Ton)	TONO	TINT
clair	hell	chiaro	clear
moyen	mittel	medio	medium
foncé	dunkel	scuro	dark
Périphérie	*Aeussere Zone (Peripherie)*	*periferia*	*Periphery*
azurée	azurblau (himmelblau)	azzurra	azure
intermédiaire-violacé	mittelblau (blauviolet)	azzurro-violetto	violet-blue
ardoisée	schieferblau	ardesiaca	slate
jaunâtre	gelblich	giallastra	yellowish
verdâtre	grünlich	verdastra	greenish
Particularité	*Besonderheit*, Eigenheit	*particolarità*	*Particularity*
truité	Forellentupfen	macchiettato	trout speckled
secteur jaune, orangé, châtain ou marron	gelber, orange, kastanienbrauner oder schwarzbrauner Kreisausschnitt (Sektor)	settore giallo e aranciato castagno marrone	sector yellow, orange, light or dark brown
yeux vairons	verschiedenfarbige Augen	occhi di due colori	eyes different (wall-eyed)
zone concentrique grisâtre	graue konzentrische Zone	zona concentrica grigiastra	concentric greyish zone
cercle nacré ou sénile	Alterskreis oder Greisenbogen (perlmutterartig)	arco senile	senile pearled circle
taie	Hornhautflecken	macchia	web

pupille dilatée	erweiterte Pupille	pupilla dilatata	dilated pupil
» piriforme	birenfœrmige Pupille	» piriforme	pupil pearshaped
» excentrique	excentrische »	» eccentrica	pupil excentric
ne voit pas de l'œil gauche	linkes Auge blind	non vede dell' occhio sinistro	blind left eye
amputé	amputiert	amputato	amputated
œil de verre	Glasauge	occhio artificiale	glass eye

Cheveux	**Haare**	**Capelli**	**Hair**
blonds	blond	biondi	blonde
roux	rot	rossi	red
châtains	kastanienbraun	castani	light brown
châtains-noir	schwarzbraun	castano-scuri	dark brown
noirs	schwarz	neri	black
grisonnants	grau (meliert)	grigiastri	grey
blancs	weiss	bianchi	white
la nature ou le degré d'ondulation	*Natur und Grad der Wellung*	*specie e grado dell' ondulazione*	*Nature of the degree of undulation*
droits	gerade, aufgestellt	diritti	straight
ondés	gewellt	ondulati	waved
bouclés	gelockt	ricciuti	curled
frisés	gekræuselt, gekraust	molto ricciuti	fringed
crépus	stark gekræuselt	crespi	crisped
laineux	wollig	lanosi	woolly
insertion des cheveux	*Haaranwuchs*	*inserzione dei capelli*	*insertion of the hair*
circulaire	kreisfœrmig	circolare	circular
rectangulaire	rechtwinklig	rettangolare	rectangular
en pointes	spitzwinklig	a punta	acute-angled
abondante	dicht	abbondanti	abundant
calvitie	Kahlheit (Glatze)	calvizie	baldness

114

calvitie frontale	Stirnglatze	calvizie frontale	baldness frontal
» tonsurale	Scheitelglatze	tonsura	» tonsural
» pariétale	Seitenglatze	calvizie parietale	» parietal
» fronto-pariétale	vollstændige Glatze	» fronto-parietale	» fronto-parietal
alopécie totale	gænzlicher Haarausfall	alopecia completa	total baldness
clairsemés	spærlich	capelli radi	scarce
mèche de nuance différente	Haarbüschel von verschiedener Farbe	ciocca di tinta diversa	locks of hair different
albinos	Albinos	albino	albinos
teints	gefærbt	tinti	dyed
perruque	Perrücke, falsche Haare	parrucca	wig

Barbe	**Bart**	**Barba**	**Beard**
la nature des poils	*Beschaffenheit*	*natura dei peli*	*Nature of the hair*
raide	steif	rigidi	stiff
souple	weich	molli	supple
droite	glatt	diritti	straight
bouclée	gewellt	ondulati	curled
frisée	gelockt	molto ondulati	bristled
crépue	stark gekræuselt	crespi	crisped
l'emplacement naturel et le degré d'abondance	*Natürlicher Wuchs und Fülle*	*disposizione naturale e quantità*	*position natural and quantity*
naissante	keimend, Milchbart	nascente	downy
moustache	Schnurrbart	baffi	moustach
favoris	Favoris, Cotelettes	favoriti	wiskers
barbe de bouc	Bocksbart	barba caprina	pointed beard
» en collier	Rundbart, Halsbandartig	» sotto il mento	collar-shaped
» entière	Vollbart	» intiera	full-beard

115

face glabre	bartlos	faccia glabra	smooth-faced
coupe	*Schnitt*	*taglio*	*trimming*
fer à cheval	hufeisenfœrmig	ferro di cavallo	horseshoe
mouche	Fliege	mosca	fly
collier à l'américaine	amerikanischer Bart	barba all' americana	american cut
menton rasé	rasiertes Kinn	mento rasato	chin clean shaved

Teint	**Gesichtsfarbe**	**Colorito**	**Colour of skin**
pigmentation	*Pigmentfarbe*	*pigmentazione*	*Pigmentation*
sanguinolence	*Blutfarbe*	*sanguinolenza*	*complexion*
hâlé	verbranntes Gesicht, Wetterbræune	bronzato	sun-burnt
bilieux	gelbsüchtig, gallig	biliare	bilious (livery)
jaune	gelb	giallo	yellow
cireux	wachsartig	cereo	waxen
chlorotique	bleichsüchtig	clorotico	chlorotic
taches de rousseur	Sommersprossen	macchie rossastre	freckles
éruption	Ausschlag, Flechten	eruzione	eruption
variolé	pockennarbig	butterato	pox-marked
acné	Aknepusteln	acne	acne

Race	**Rasse**	**Razza**	**Race**
nègre	Neger	negro	negro
mulâtre	Mulatte	mulatto	mulatto
arabe	Araber	arabo	arab
chinois	Chinese	chinese	chinese
gitane	Zigeuner	zingaro	gipsy

Front	**Stirne**	**Fronte**	**Fore-head**
arcades	Augenbogen-Vorsprung	arcate	arcs

sinus	Sinus	seni	sinus
inclinaison	*Neigung*	*inclinazione*	*inclination*
oblique ou fuyant	zurückweichend, schief	obliqua o fuggente	oblique or receding
vertical	senkrecht, vertikal	verticale	vertical
proéminent	vorstehend	prominente	prominent
bombé	vorgewœlbt	convessa	protruding
hauteur	Hœhe	altezza	height
largeur	Breite	larghezza	breadth
bosses frontales	Stirnhœcker	bozze frontali	frontal bumps
profil courbe	gewœlbt, gekrümmtes Profil	profilo curvo	profil curved
fossette frontale	Stirngrube	fossetta frontale	frontal fossa

Nez	**Nase**	**Naso**	**Nose**
racine	Wurzel	radice	root
dos (dos du nez)	*Rücken* (Nasenrükken)	*dorso*	*bridge*
cave	conkav (eingedrückt)	concavo	concave
rectiligne	geradlinig	rettilineo	straight
vex	convex (gebogen)	convesso	convex
busqué	winklig gebogen, hœckerig	naso a gobba	angular nose
sinueux	wellig	sinuoso	sinuous
horizontal	wagrecht	orizzontale	horizontal
abaissé	abwærts	diretto in basso	turned down
relevé	aufwærts	» in su	» up
saillie	Vorsprung	prominenza	projection
narines	Nasenflügel	narici	nostrils
racine du nez étroite ou large	schmale oder breite Nasenwurzel	radice del naso stretta o larga	root narrow or large

dos en S	S-fœrmiger Rücken	dorso a esse	bridge S shaped
» en selle	Sattelnase	» insellato	saddle-nose
méplat du nez	abgeplatteter Nasen-rücken	» appiattito	flattened bridge
dos mince ou large	schmaler oder breiter Rücken	» stretto o largo	bridge thin or thick
nez écrasé	verquetschte Nase	naso schiacciato	nose flattned
dos incurvé à gauche ou à droite	nach links oder rechts schiefe Nase	naso piegato a destra o a sinistra	bridge deflected to right or left
bout effilé	Nasenspitze spitz (dünn)	estremità assotigliata	pointed nose
» gros	Nasenspitze dick	» ingrossata	large
» bilobé	» gespalten (geteilt)	» biloba	bi-lobed
» méplat	Nasenspitze abgeplattet	punta del naso schiacciata	flattened end
cloison découverte	Nasenscheidewand sichtbar (gesenkt)	setto nasale visibile	columna visible
» non apparente	Nasenscheidewand nicht sichtbar	» » non visibile	» in-visible
narines empâtées	Nasenflügel verdickt	narici spesse	nostrils swollen
» mobiles	» beweglich	» mobili	» moveable
» récurrentes	» umsæumt	» marginate	» marginal
» dilatées	» erweitert	» sottili	» dilated
» pincées	» zusammen-gedrückt		» pinched
Oreille	**Ohr**	**Orecchio**	**The ear**
bordure originelle	*Anfangsteil des Ohr-saumes (Leiste)*	*margine anteriore*	*original border*

bordure supérieure	*oberer Teil des Ohr-saumes (Leiste)*	*margine superiore*	*superior border*
» postérieure	*hinterer Teil des Ohrsaumes (Leiste)*	*» posteriore*	*posterior »*
ouverture	Oeffnung (Einbiegung)	apertura	opening
ouverte	offen	aperto	open
adhérente	geschlossen	aderente	adherent
nodosité darwinienne	Darwin'scher Knoten	nodosità darwiniana	nodule Darwinian
élargissement darwi-nien	Darwin'sche Erweite-rung	dilatazione darwiniana	enlargement »
saillie darwinienne	Darwin'scher Vor-sprung	prominenza darwiniana	projection »
tubercule darwinienne	erbsenfœrmiger Darw. Knoten	tubercolo darwiniano	tubercule »
bordure froissée	gequetschter Ohrsaum	margine pieghettato	border rumpled
» échancrée	ausgezackter »	» incavato	indented border
bordure postérieure fondue	hinterer Teil des Ohr-saumes (Ohrleiste) verschmolzen	» posteriore fuso	posterior border split
fossette naviculaire	hintere Længsfurche	fossetta navicolare	scaphoidal fossa
contour supérieur aigu	spitzwinkliger Ober-saum	margine superiore pun-tuto	superior contour acute
contour supéro-anté-rieur équerre ou aigu	vorderer Teil des Ober-saumes spitz- oder rechtwinklig	margine supero-poste-riore retto o acuto	contour supero-anterior rectangular or acute
contour supéro-posté-rieur équerre ou aigu	hinterer Teil des Ober-saumes spitz- oder rechtwinklig	margine supero-poste-riore retto o acuto	super-posterior contour rectangular or acute
bicoudé	zweiwinklig	doppio angolo	double curved

lobe descendant	*Ohrlæppchen* schief herabgehend (zwickelfœrmig)	*lobulo* discendente	*lobe* descending
équerre	rechtwinklig	retto	rectangular
intermédiaire	halb getrennt	intermedio	intermediate
golfe	freihængend, golffœrmig	lobulo libero	free-lobed
CONTOUR	UMRISS	CONTORNO, MARGINE	CONTOUR
adhérence à la joue	Anwuchs an die Backe	aderenza alla gota	attached to cheek
fondu	verschmolzen	fuso	split
sillonné ou séparé	getrennt (durch Furche)	solcato	furrowed
isolé	isoliert	isolato	isolated
MODELÉ	RELIEF (GESTALT)	MODELLATO	RELIEF
traversé	durchfurcht	trasverso	traversed
uni	eben (glatt, flach)	intiero	united (smooth)
éminent	hervorstehend (wellig)	eminente	prominent
percé	durchstochen	perforato	pierced
fendu	geschlitzt	inciso	split
pointu	spitz	puntuto	pointed
carré	viereckig	quadrato	square
étroit	schmal	stretto	narrow
large	breit	largo	broad
lobe oblique interne ou externe	nach innen oder aussen gebogenes Læppchen	obliquo interno o esterno	oblique interior or exterior
torsion antérieure	nach vome gedreht	torsione anteriore	twist forward
à fossette	mit Grübchen	a fossetta	depressed
à virgule	kommafœrmige Vertiefung	a virgola	comma shaped
ride oblique postérieure	Querfalte nach hinten	piega obliqua posteriore	wrinkle posterior oblique

antitragus INCLINAISON	*Antitragus* NEIGUNG	*antitrago* INCLINAZIONE	*antitragus* INCLINATION
cave	conkav, ausgehœlt	concavo	concave
saillant	vorspringend	prominente	prominent
RENVERSEMENT	AUSBIEGUNG	ROVESCIAMENTO	TURNING OUTWARDS
versé	ausgebogen	rovesciato	overturned
droit	gerade	diritto	straight
VOLUME	GRŒSSE	VOLUME	VOLUME
antitragus fusionné avec hélix	Antitragus mit dem Helix vereinigt	antitrago fuso coll'elice	antitragus joined to helix
tragus pointu	spitzer Tragus	trago puntuto	tragus pointed
» bifurqué	gabelfœrmiger Tragus	» biforcato	» bifurcated
» poilu	behaart	» peloso	» hairy
incisure post-antitragienne	Einschnitt hinter dem Antitragus	incisura post-antitrago	incision post-antiastragian
canal intertragien étroit	æusserer Gehœrgang eng	canale dell' intertrago stretto	intertragian canal narrow
fossette naviculaire en pointe	Ende der Længsfurche punktfœrmig	fossetta navicolare a punta	scaphoidal fossa pointed
pli inférieur	*Unterer Teil des Antihelix*	*piega inferiore*	*inferior fold*
» *médian*	*Mittlerer Teil des Antihelix (Horizontalast)*	» *mediana*	*medium* »
» *supérieur*	*Oberer Teil des Antihelix*	» *superiore*	*superior* »
cave	ausgehœhlt, conkav	concava	concave
vex	convex	convessa	convex
effacé	verwischt, schwach markiert	poco rilevata	effaced
accentué		manifesta	accentuated

triangulaire	dreieckig	triangolare	triangular
rectangulaire	rechteckig	rettangolare	rectangular
ovale	oval	ovale	oval
rond	rund	rotonda	round
écartement	*Abstand*	*distacco*	*Extension*
sillons contigus	Anfangsteil des Ohrsaum und Horizontalastes des Antihelix nahe beieinander	solchi contigui	sillons approached
» séparés	weitgetrennt	» separati	» separated
pli supérieur à plusieurs branches	Oberer Teil des Antihelix in mehrere Arme geteilt	piega superiore a parecchie ramificazioni	superior fold with many branches
pli supérieur joignant la bordure	mit dem Saum verwachsen	piega superiore raggiungente il margine	superior fold joining the bord
hématome du pli supérieur	Hematom des Antihelix	ematoma della piega superiore	hœmatome of superior fold
conque basse ou haute	niedrige oder hohe *Ohrmuschel*	*conca* bassa o alta	*conch* low or raised
» étroite ou large	enge oder breite *Ohrmuschel*	» stretta o larga	» pushed forward
repoussé	vorgedrückt	» spinta in avanti	» crossed
traversé	durchlaufen, durchquert	» di traverso	
insertion verticale ou oblique	senkrechter oder schiefer (schræger) Ansatz	inserzione verticale o obliqua	insertion vertical or oblique
oreille collée supérieurement	oben anliegendes Ohr	orecchio aderente superiormente	ear close up to skull
oreille cassée à l'antitragus	am Antitragus gebrochenes Ohr	orecchio spezzato all' antitrago	ear fractured at antitragus

Lèvre	**Lippe**	**Labbro**	**The lip**
hauteur naso-labiale	Mund-Nasenhœhe	distanza naso-labbiale	naso-labial height
proéminence	*Vorsprung (Vorstehen)*	*prominenza*	*prominence minent*
supérieure proéminente	vorspringende Oberlippe	labbro superiore prominente	superior protruding
inférieure »	vorspringende Unterlippe	labbro inferiore prominente	inferior »
bordure des lèvres	*roter Saum der Lippen* (Schleimhaut)	*margine delle labbra*	*border of lip*
peu bordée	schmal	poco marginato	slightly bordered
largement bordée	breit	largamente marginato	largely »
épaisseur	*Dicke*	*spessore*	*thickness*
mince	dünn	sottile	thin
épais	dick	grosso	thick
supérieure retroussée	aufgeworfene Oberlippe	superiore voltato in su	superior turned up
inférieure pendante	hængende Unterlippe	inferiore pendente	inferior hanging
sillon médian accentué	tiefe Oberlippenfurche	solco mediano accentuato	medium sillon pronounced
lèvres lippues	aufgeworfene (wulstige) Lippen (Negerlippen)	labbra spesse	negro-lips
» gercées	aufgesprungene Lippen	» fissurate	cracked lips
bec de lièvre	Hasenscharte	labbro leporino	hare-lip

Bouche	**Mund**	**Bocca**	**The mouth**
bouche pincée	zusammengekniffener Mund	bocca serrata	pinched-mouth
» bée	aufstehender Mund	» beante	open mouth

à coins abaissés	herunterhængende (geschweifte) Mundwinkel	angoli abbassati	corners lowered
» relevés	aufwærtsgehende Mundwinkel	» rialzati	» raised
bouche en cœur	herzfœrmiger Mund	bocca a forma di cuore	heart shaped
coin gauche ou droit abaissé	linker oder rechter Mundwinkel herabhængend	angolo sinistro o destro abbassato	right or left corner lowered
oblique à gauche ou à droite	schræg nach links oder rechts	obliquo a sinistra o a destra	oblique right or left
incisives supérieures découvertes	obere Schneidezæhne sichtbar	incisivi superiori scoperti	superior incisors uncovered
dents chevauchantes	unregelmæssig gestellte Zæhne (übereinanderstehende)	denti sovraposti	teeth crossed (overlapping)
» saillantes	hervorstehende Zæhne	denti prominenti	protruding teeth
perte des incisives supérieures	Fehlen der oberen Schneidezæhne	mancanza degli incisivi superiori	loss of superior incisors
fausses dents	falsches Gebiss	denti artificiali	false teeth
Menton	**Kinn**	**Mento**	**The chin**
fuyant	zurückweichend	fuggente	receding
saillant	vorgeschoben (vorspringend)	prominente (sporgente)	prominent
hauteur petite	nieder	altezza piccola	height low
» grande	hoch	» grande	» high
largeur petite	spitz	larghezza piccola	breadth narrow
plat	flach	appiattito	flat

à houppe	Kinnvorsprung (vorgewœlbt)	mento convesso	knob shaped
à fossette	Kinngrübchen	a fossetta	depressed
à fossette allongée	Kinnfurche	a fossetta allungata	depression continued
bilobé	gespaltenes Kinn	bilobo	bilobed
sillon sus-mentonnier accentué	tiefe Kinnquerfurche	solco sopra-mentoniero accentuato	upper sillon accentuated
Contour général du profil	**Profil-Umriss oder Linie**	**Contorno generale del profilo**	**General shape of profil**
profil fronto-nasal	*Stirn-Nasenprofil*	*profilo fronto-nasale*	*naso-frontal profil*
continu	geradliniges Profil (griechisches Profil) (ununterbrochen)	continuo	continued
brisé	gebrochenes Profil	interrotto	broken
parallèle	paralleles »	parallelo	parallel
anguleux	winkliges »	angoloso	angular
arqué	gebogenes »	arquato	arched
ondulé	gewelltes »	ondulato	undulated
profil naso-bucal	*Nasen-Mundprofil*	*profilo naso-boccale*	*naso-buccal profil*
prognathe	Prognath	prognato	prognathic
orthognathe	Orthognath	ortognato	orthognathic
naso-prognathe	Nasenprognathismus	naso-prognato	naso-prognathic
mâchoire inférieure proéminente	hervorstehender Unterkiefer	mascella inferiore prominente	lower maxillary prominent
face rentrée en dedans	zurückweichendes Gesicht	faccia rientrante	face pushed inwards
semi-lunaire	halbmondfœrmiges Profil	semi-lunare	half-moon profil
crâne bas	*niederer Schædel*	*cranio schiacciato*	*skull flattened*

crâne haut	hoher Schædel	cranio alto	skull raised
tête en bonnet à poil	Spitzkopf	testa puntuta	egg-shaped
tête en besace	Eierkopf (Tartaren-kofp)	testa ovoidale	bladder shaped
en carène	Schiffskielfœrmiger Kopf	testa carenata	keel-shaped
occiput plat	flacher Hinterkopf	occipite appiattito	occipital flat
» bombé	gewœlbter »	» convesso	» uneven
bourrelet occiputal	Hinterkopfwulst, Nakkenwulst	piega occipitale	» protruberance

Contour général de la face	Umriss des Kopfes von vorne	Contorno generale della faccia	General shape of face
en pyramide	pyramidenfœrmig	piramidale	Pyrimided
en losange	rautenfœrmig	romboidale	losange shaped
en toupie	kreiselfœrmig	a trottola	top shaped
bi-concave	bi-konkav	biconcavo	bi-concave
carré	viereckig	quadrato	square
rond	rund	rotondo	round
ovale	oval	ovale	oval
rectangulaire	rechteckig	rettangolare	rectangular
long	lang	lungo	long
asymétrique	asymetrisch	asimetrico	assymetric
asymétrie	Asymetrie	asimetria	assymetry
face pleine	volles Gesicht (Vollmondgesicht)	faccia rotonda	full face
face osseuse	knochiges Gesicht	faccia ossea	bony face
flaccidité des chairs	herabhængende Bakken	carni flacide	flaccidity of the flesh
mâchoires écartées	breiter Kiefer	mascelle divaricate	maxillarys opened

---

mâchoires rapprochées	enger Kiefer	mascelle ravvicinate	maxillarys closed
zygomes écartés	hervorstehende Jochbeine	zigomi divaricati	zygomas opened
» rapprochés	eingefallene Jochbeine	» ravvicinati	» approched
pariétaux écartés	hervorstehende Schlæfen	parietali divaricati	parietals deviated outwards
» rapprochés	eingefallene Schlæfen	» ravvicinati	parietals approched
pommettes saillantes	hervorstehende (vorspringende) Backenknochen	zigomi prominenti	prominence protruding

Sourcils	Augenbrauen	Sopraciglia	The eyebrows
rapprochés	nahe beisammen	ravvicinate	approached
écartés	getrennt	divaricate	separated
bas	nieder	basse	low
hauts	hoch	alte	high
obliques internes	schief einwærts	oblique interne	oblique interally
» externes	schief auswærts	» esterne	» externally
arqués	bogenfœrmig	arcate	arched
rectilignes	geradlinig	rettilinee	rectilineal
sinueux	wellenfœrmig	sinuose	wavy
courts	kurz	corte	short
longs	lang	lunghe	long
étroits	schmal, dünn	strette	narrow
larges	breit	larghe	large
clairsemés	schwacher Haarbesatz	rare	dispersed
fournis, drus	dicht	ricche	thick
réunis	vereinigt, zusammengewachsen	riunite	united

à maximum en queue	stærkster Haarbesatz am Ende	a maximum a coda	abundant outer border
en brosse	bürstenfœrmig	a spazzola	brush shaped
en pinceau	pinselfœrmig	a pennello	pencil »
Paupières	**Augenlider**	**Palpebre**	**The eyelids**
cils	*Wimpern*	*ciglia*	*Eyelashes*
peu fendues	wenig geschlitzt	poco incise	little split
largement fendues	weit geschlitzt	molto incise	much »
peu ouvertes	wenig geœffnet	poco aperte	little open
très ouvertes	weit offen	molto aperte	much »
supérieures recouvertes	bedecktes Oberlid (versteckt)	superiori coperte	superior invisible
» découvertes	freiliegendes (sichtbares) Oberlid	» scoperte	» visible
angle externe relevé	aufwærts geschlitzt (geschweift)	angolo esterno rialzato	outer angle raised
» » abaissé	abwærts geschlitzt (geschweift)	angolo esterno abbassato	» » lowered
yeux bridés	Ueberdachung des Auges	occhi a fessura	roofed-eye
supérieure tombante	hængendes Oberlid	superiore cadente	superior falling
débordement entier des paupières supérieures	vollstændiges Ueberhængen des oberen Augenlides	sovraposizione delle palpebre superiori	entire protruding of the upper-lids
débordement externe	Ueberhængen des Lides am æusseren Augenwinkel	sovraposizione esterna	external protruding
inférieures à bourrelet	gerændertes unteres Augenlied	inferiori marginate	inferior in nodules
inférieures à poche	untere Augenlider mit Sæcken	inferiori a tasca	inferior pocket
» ridées	gerunzelte untere Augenlider	» pieghettate (increspate)	» wrinkles
paupières chàssieuses	Triefaugen	palpebre cispose	eyelid blear-eyed
» larmoyantes	thrænende Augen	» lacrimanti	» crying
» inférieures renversées	untere Augenlider umgeschlagen	» inferiori rovesciate	» lower bentdownwards
Globes	**Augapfel**	**Globi**	**The eye-ball**
saillants	vorspringend, Klotzaugen	sporgenti	protruding
enfoncés	tiefliegend	incavati	sunken
strabisme convergent	einwærts schielend	strabismo convergente	convergant strabisme
» divergent	auswærts »	» divergente	divergant »
iris relevé	Weisse des Auges nach unten sichtbar	iride rialzata	raised iris
» abaissé	nach oben »	» abassata	lowered iris
Orbites	**Augenhöhle**	**Orbite**	**The orbits**
hautes	hoch	alte	high
basses	niedrig	basse	low
excavées	Hohlaugen	scavate	excavated
pleines	ausgefüllt	piene	full
interoculaires	Augenzwischenraum	interoculari	interocular
Rides	**Falten, Runzeln**	**Rughe**	**The wrinkles**
frontales	Stirnfalten	frontali	frontal
totales	durchgehend	totali	total
médiane	Mittel falte	mediane	median

intersourcilières	zwischen den Augenbrauen	intersopracigliari	between eyebrows
verticale médiane	senkrecht in der Mitte	verticali mediane	median vertical
» double	senkrecht doppelt	» doppie	double vertical
oblique droite	rechtseitig schief	obliqua diritta	right oblique
triangle intersourcilier	Dreieck zwischen den Augenbrauen	triangolo intersopracigliare	intersupercilic triangle
circonflexe intersourci-lier	Cirkonflex zwischen den Augenbrauen	circonflesso intersopracigliare	» circonflex
sillon horizontal de la racine du nez	wagrechte Falte auf der Nasenwurzel	solco orizzontale della radice del naso	horizontal sillon of root of nose
rides temporales	Schlæfenfalte (Hahnenfüsse)	rughe temporali	temporal wrinkles
ride tragienne	Tragusfalte	ruga del trago	tragian »
sillon naso-labial	Nasenfalte	solco naso-labiale	naso-labial sillon
» jugal	Backenfalte	» jugale	jugal sillon
rides verticales du cou	senkrechte Halsstræhne (Halsfalten)	» verticale del collo	vertical wrinkles of neck

Corpulence	**Körperfülle**	**Corpulenza**	**The obesity**
cou court ou long	kurzer oder langer Hals	collo corto o lungo	neck short or long
cou mince ou large	dünner oder dicker Hals	collo sottile o largo	» thin or thick
larynx saillant	vorspringender Kehlkopf	laringe prominente	protruding larynx
goître	Kropf	gozzo	goitre
carrure	Schultern	larghezza delle spalle	breadth of shoulders
horizontal	wagrecht	orizzontale	horizontal
oblique	schief	obliquo	oblique
épaule tombante	abfallende Schulter	spalla cadente	sloping shoulders
ceinture	Leibesumfang	cintura	belt

Attitude	**Körperhaltung**	**Attitudine**	**The attitude**
raide	steif	diritta	stiff
voutée	gekrümmt (bucklig)	curva	stooping
nonchalante	nachlæssig	indifferente	careless
tête penchée en avant ou en arrière	vorgeneigter oder zurückgeneigter Kopf	testa inclinata avanti o indietro	head leaning forwards or backwards
tête déjetée à gauche ou à droite	nach links oder rechts geneigter Kopf	testa piegata a sinistra o a destra	head thrown to right or left

Allure	**Körperbewegung**	**Aspetto generale**	**The carriage**
démarche	Gang	andatura	carriage
d. lente	schleichend	lenta	slow
d. à petit pas	mit kleinen Schritten	a piccoli passi	short steps
d. légère	leichter Gang	leggera	light
d. sautillante	hüpfend	saltellante	dansing
gesticulation	*Gebærdenspiel*	*gesticolazione*	*gesticulation*
abondante	lebhaft	abbondante	abundant
regard	*Blick*	*sguardo*	*look*
fixe	fest	fisso	fixed
droit	gerade	diritto	straight
oblique	seitwærts, lauernd	obliquo	oblique
perçant	stechend	penetrante	penetrating
mobile	beweglich	mobile	moving
franc	offen	franco	frank
fuyant	ausweichend	fuggente	evasive
myope	kurzsichtig	miope	short-sighted
presbyte	weitsichtig	presbite	long-sighted
tics	*nerveuses Zucken*	*ticchi*	*tic, neuralgia*
mimique	*Mienenspiel*	*mimica*	*mimics*

Langage	Sprache	Linguaggio	The speech
bégaiement	Stottern	balbuzie	stuttering
chuintement	spricht *ch* und *j* wie *sch* aus	pronuncia *ch* e *j* come *scia*	pronouncing *ch* as *sch*
zézaiement	Anstossen	parlare in *s*	lisping
grasseyement	Ratschen	» in *r*	gutteral
timbre	Stimmlage	timbro	tone
accent étranger	auslændischer Accent	accento straniero	foreign accent

Habillement	Kleidung	Abiti	The clothing
cravate	Kravatte	cravatta	tie
chaussure	Stiefel	calzatura	boots
canne	Stock	bastone	stick
chemise	Hemd	camicia	shirt
gants	Handschuhe		gloves
chapeau	Hut	cappello	hat
col	Kragen	colletto	collar
coupe de l'habit	Kleidungszuschnitt	taglio dell abito	cut of clothes
coiffé	gekæmmt	pettinato	style of doing hair

Marques particulières	Besondere Kennzeichen	Segni particolari	Particular marks
furoncle	Furungel	furuncoli	boils
nœvus	Leberfleck	nevi	nœvus
tatouage	Tætowirung	tatuaggi	tatooing
cicatrice	Narbe	cicatrici	scars
cicatrice dentelée	sternfœrmig	cicatrice dentata	scars dentated
point cicatriciel	punktfœrmige Narbe	punto cicatriziale	pointed scars
tache de vin	Muttermal	macchie di vino	birth-marks

TABLE DES MATIÈRES